Achtsam leben

HEIKE ALSLEBEN

Achtsame Wege aus der Depression

SCORPIO

Heike Alsleben ist Diplom-Psychologin, Psychologische Psychotherapeutin und zertifizierte Lehrerin für Stressbewältigung durch Achtsamkeit und Achtsamkeitsbasierte Kognitive Therapie. Neben ihrer klinischen Tätigkeit im Uniklinikum Hamburg-Eppendorf arbeitet sie als Achtsamkeitstrainerin und Dozentin in der Ausbildung von Psychologischen Psychotherapeuten und am Institut für Achtsamkeit Bedburg. Darüber hinaus ist sie Autorin von Patientenratgebern zu den Themen Angsterkrankungen, Depressionen und Achtsamkeit.
www.heike-alsleben.de

Wichtige Hinweise
Die angebotenen Übungen in diesem Buch können den Gang zum Therapeuten nicht ersetzen. Danke, dass Sie in eigener Verantwortung prüfen, inwieweit Sie die Anregungen umsetzen möchten, und suchen Sie sich, wenn nötig, professionelle Hilfe. Eine Haftung für die Resultate vonseiten der Autorin bzw. des Verlags und seiner Beauftragten ist ausgeschlossen.
Einzelne Textpassagen dieses Buches sind dem Titel *Ein Kurs in Achtsamkeit: MBCT: der heilsame Weg aus Niedergeschlagenheit und Depression* (Arkana: München 2014) entnommen.

FSC www.fsc.org
MIX
Papier aus verantwortungsvollen Quellen
FSC® C084279

Umschlaggestaltung: Hauptmann & Kompanie Werbeagentur, Zürich
Layout und Satz: Veronika Preisler, München
Druck und Bindung: Print Consult, München
ISBN 978-3-95803-175-3

www.scorpio-verlag.de

Inhalt

Einführung 5

1 Sich auf den Weg machen 11

2 Achtsamkeit im Kontext von Depressionen 16

3 Wege der Achtsamkeit im Alltag 44

Die Kraft des Innehaltens 45
Alltagsaktivitäten als Praxis der Achtsamkeit 49
Worauf es auf dem Übungsweg ankommt 64
Ausflug in die Meditationspraxis 66

4 Innere Wegbegleiter der Achtsamkeitspraxis 70

Anfängergeist 71
Nicht-Streben 74
Nicht-Urteilen 76
Akzeptanz 80
Loslassen 82
Geduld 85
Selbstmitgefühl 88
Vertrauen 91

5 Auf dem Weg bleiben und weitergehen 96

Quellenverzeichnis 119
Weiterführende Informationen 121
Zum Weiterlesen 124

Einführung

Ein winziger Schritt kann der Anfang einer spannenden Entdeckungsreise sein.

Herzlich willkommen. Sie haben ein Buch über den achtsamen Umgang mit Depressionen zur Hand genommen, was vermuten lässt, dass Sie mit dieser Erkrankung bereits in Kontakt gekommen sind. Vielleicht haben Sie selber oder ein Ihnen nahestehender Mensch schon einmal Zeiten der Niedergeschlagenheit oder Depressionen erlebt. Und vielleicht haben Sie auch schon Erfahrungen mit Achtsamkeitsübungen oder Meditation sammeln können.

Lassen Sie mich Ihnen einige Anmerkungen mit auf den Weg geben, bevor Sie mit der eigentlichen Lektüre der achtsamen Wege aus der Depression beginnen.

In unserer Zeit stellen wiederkehrende Depressionen eine ernstzunehmende Erkrankung dar. Etwa 20 Prozent aller Menschen erkranken im Laufe ihres Lebens an einer Depression und nicht wenige erleben Rückschläge. Deshalb möchte ich Ihnen Impulse aufzeigen, wie Ihnen die Achtsamkeitspraxis Wege aus der Depression aufzeigen kann. Der Schwerpunkt liegt auf Achtsamkeitsübungen im

Alltag. Vieles von dem, was ich Ihnen mit auf den Weg gebe, basiert auf der Achtsamkeitsbasierten Kognitiven Therapie (Mindfulness-Based Cognitive Therapy, MBCT), die von den Verhaltenstherapeuten und Wissenschaftlern Mark Williams, John Teasdale und Zindel Segal entwickelt wurde. Sie erarbeiteten ein Acht-Wochen-Programm, um Menschen mit Depressionserfahrungen darin zu unterstützen, dem erneuten Auftreten einer depressiven Episode vorzubeugen.

Wenn Sie über die Inhalte dieses Buches hinaus mehr über das Krankheitsbild der Depression oder die Grundlagen der Achtsamkeitsbasierten Kognitiven Therapie erfahren möchten, finden Sie im Anhang Hinweise zu vertiefender Literatur und Informationsquellen im Internet.

Alles das, worüber ich schreibe, übe ich selber tagtäglich aufs Neue ein. Nichts von dem, was Sie hier lesen, ist neu, und manches wird Ihnen möglicherweise in ähnlicher Form schon einmal anderenorts begegnet sein. Denn das Wissen, das ich Ihnen hier vermitteln möchte, geht zurück auf den Erfahrungsschatz von Generationen von Menschen, die vor uns gelebt haben. Auch sie haben Erfahrungen damit gesammelt, was sie darin unterstützen kann, mit dem Leidvollen in ihrem Leben einen guten Umgang zu finden. An diesen Erfahrungsschatz können wir bis heute anknüpfen. Darüber hinaus steht uns heutzutage zusätzliches Wissen aus der Psychologie, Psychotherapie und den Neurowissenschaften zur Verfügung. Doch jede Form der Erkenntnis trägt erst dann Früchte, wenn wir uns selber ermutigen, aktiv zu werden und Neues zu entdecken und zu erleben. Dazu wünsche ich Ihnen Neugier auf Erlebnisse, die jenseits Ihrer vertrauten Gewohnheiten liegen.

Leserinnen und Lesern, die bereits einen Achtsamkeitskurs besucht haben, kann dieses Buch ein Anker sein, sich immer wieder neu zu motivieren, weiter zu üben und ihre Erfahrungen zu vertiefen. Es ist mir bewusst, dass Sie das, was ich für Sie geschrieben habe, aus dem Blickwinkel Ihrer eigenen Erfahrungen mit Depressionen betrachten. Vielleicht denken Sie an manchen Stellen, dass ich gut reden habe. Vielleicht können Sie sich gerade gar nicht vorstellen, wie Ihnen die Praxis der Achtsamkeit weiterhelfen kann, und fühlen sich deshalb nicht hinreichend verstanden oder sogar überfordert. Alles das ist legitim. In solchen Momenten kann es ratsam sein, das Buch erst einmal zur Seite zu legen und zu einem späteren Zeitpunkt einen erneuten Anlauf zu nehmen. Eine weitere Möglichkeit besteht darin, dass Sie sich zunächst nur den Impulsen und Übungen zuwenden, zu de-

nen Sie einen direkten Zugang finden und die Sie in diesem Moment unterstützen, achtsam zu sein.
Die Frage: Was unterstützt mit gerade, achtsam zu sein?, kann Ihnen auch im Alltag ein guter Wegweiser sein.
Des Weiteren kann es hilfreich sein, beim Lesen immer wieder innezuhalten und sich folgende Fragen zu stellen:

- Was ist in diesem Abschnitt neu oder wichtig für mich?
- Was möchte ich mir merken?
- Was bedeutet das für meinen eigenen Umgang mit Depression?
- Was kann mir dabei helfen, mich zukünftig immer wieder neu daran zu erinnern?

Wenn Sie möchten, können Sie sich auch Notizen machen.

Möge Ihnen dieses Buch ein hilfreicher Begleiter sein in der Erkundung von heilsamen Erfahrungen im Umgang mit Depressionen oder anderen psychischen Belastungen.
Möge es Ihnen Impulse geben und Sie ermutigen, sich immer wieder neu auf den Weg zu machen, die Praxis der Achtsamkeit für sich zu entdecken.
Ich freue mich darauf, Sie dabei zu begleiten.

Falls Sie sich aktuell in einer depressiven Krise befinden

Auch wenn Ihr Wunsch nach neuen Möglichkeiten der Unterstützung groß ist, ist es ratsam, dass Sie erst im Anschluss an das Abklingen einer depressiven Phase mit der Umsetzung der Anregungen und Übungen aus diesem Buch beginnen. Dies gilt umso mehr, wenn Sie bisher noch keine Erfahrungen mit der Praxis der Achtsamkeit gesammelt haben. Denn in Zeiten hoher Belastung etwas Neues zu erlernen, kann schnell zu einer Überforderung werden, der es vorzubeugen gilt.
Falls noch nicht geschehen, möchte ich Sie ermutigen, sich professionelle Unterstützung zu suchen, statt sich alleine auf den Weg zu machen. Beherzigen Sie bitte auch, dass Ihnen dieses Buch keine psychotherapeutische oder psychiatrische Begleitung und Diagnostik ersetzen kann.

Die Welt
ist größer
als das Fenster,
das du
ihr öffnest.

Quelle unbekannt

1

Sich auf den Weg machen

»Alles beginnt mit der Sehnsucht.«
Nelly Sachs

Den eigenen Erwartungen auf die Spur kommen

Bevor wir uns gemeinsam auf den Weg machen, die Praxis der Achtsamkeit näher zu erforschen, möchte ich Sie zu einer kleinen Selbsterkundungsübung einladen.

SELBSTERKUNDUNG

Mein innigster Wunsch

Nehmen Sie sich ein paar Minuten Zeit, um wahrzunehmen, welche Wünsche und Erwartungen Ihnen in den Sinn kommen, wenn Sie sich den nachfolgenden Satz

einige Male hintereinander laut vorlesen und zwischendurch immer wieder innehalten, um ihn für sich zu vervollständigen.
Wenn ich erst einmal achtsamer geworden bin, dann …

Wenn Sie mögen, notieren Sie sich Ihre Antworten in ein Heft.

Als Nächstes gehen Sie noch einen Schritt weiter und halten erneut inne, um nachzuspüren, was für Sie wirklich wichtig ist: Was ist Ihr innigster Wunsch, der in all den vorangegangenen Erwartungen steckt? Was ist der tiefste Grund, warum Sie dieses Buch ausgewählt haben?

Schreiben Sie ihn auf.

Dieser Wunsch kann Ihnen wie ein Polarstern den Weg weisen und Sie ermutigen und unterstützen, mit den Impulsen und Übungen, die dieses Buch für Sie bereithält, zu arbeiten. Ich werde im weiteren Verlauf darauf zurückkommen.

Vielleicht fragen Sie sich gerade, welchen Sinn diese Selbstbesinnungsübung macht. Ich erlebe immer wieder bei mir selber und bei anderen, dass sich Erwartungen zu einer Mauer auftürmen können, die uns den Blick versperrt auf die vielen Möglichkeiten, die sich uns erst offenbaren, wenn wir uns zu Offenheit ermutigen. Denn Erwartungen führen häufig dazu, dass der innere Fokus darauf ausgerichtet ist, wie etwas sein sollte oder wie es nicht sein sollte, statt darauf, wie es jetzt ist. Erfahrungen mit Depressionen und die Angst, dass diese erneut auftreten, können diese Tendenz verstärken.
Im Gegensatz zu Erwartungen bieten Wünsche mehr Raum für Offenheit und Entwicklung. Damit eröffnen sie uns den Blick auf neue Perspektiven. Zusätzlich ermuntern uns gute Wünsche, Neues zu wagen. Sich innerlich immer wieder mit dem tiefsten inneren Grund zu verbinden, Achtsamkeit zu üben, kann uns also eine Erinnerung und Ermutigung sein, auch dann am Ball zu bleiben, wenn wir das Gefühl haben, dass die Übungen gerade vor lauter anderen Anforderungen keinen wirklichen Platz in unserem Leben haben. Auch deshalb ist es unterstützend, sich immer wieder neu daran zu erinnern, für gute Übungsbedingungen zu sorgen.

Übe Achtsamkeit nicht, um dich zu reparieren, zu heilen, zu verbessern, zu erlösen; tue es lieber aus einem Akt der Liebe heraus, aus tiefer, herzlicher Freundschaft dir selbst gegenüber. Auf diese Art und Weise gibt es keine Notwendigkeit mehr, für die subtile Aggression der Selbstverbesserung, für die endlosen Schuldgefühle, nicht genug zu tun. Es bietet Gelegenheit für ein Ende der unaufhörlichen Runden des schweren Bemühens, welches so viele Leben verhärtet. Stattdessen erlebe Achtsamkeit als einen Akt der Liebe. Wie unendlich wonnevoll und ermutigend.

Aus: Bob Sharples, Meditation: Calming the Mind, leicht umgeschrieben

Aus diesem Grund möchte ich Sie noch zu einer weiteren inneren Erkundung einladen. Diese besteht darin, sich zu überlegen, wie Sie für gute Bedingungen sorgen können, dranzubleiben und sich regelmäßig Zeit für das Üben zu nehmen.

SELBSTERKUNDUNG

Für gute Bedingungen sorgen

Die nachfolgenden Fragen sind als Anstöße zum Innehalten gedacht.

- Was kann mich auf dem Übungsweg der Achtsamkeit unterstützen?
- Wie kann ich für gute Bedingungen (z. B. ausreichend Zeit, Erinnerungshilfen) sorgen?
- Welche »Stolpersteine und Zeitfresser« habe ich in meinem Gepäck, die mir das regelmäßige Üben von Achtsamkeit erschweren könnten? – Wie kann ich deren Gewicht verringern?
- Welche Unterstützung durch andere Personen ist eventuell erforderlich, um mir Raum für das Üben zu nehmen?

Wenn Sie mögen, notieren Sie, was Ihnen dazu einfällt.

Nach diesen vorbereitenden Übungen möchte ich Sie nun auf verschiedenen Pfaden mit Achtsamkeit und dem ihr innewohnenden Potenzial in Hinsicht auf die Vorbeugung und Bewältigung von Depressionen vertraut machen.

2

Achtsamkeit im Kontext von Depressionen

Dieses Kapitel ist thematisch angelehnt an die Inhalte eines MBCT-Kurses. Zunächst geht es darum, ein allgemeines Verständnis von Achtsamkeit zu erlangen. Mit dem Autopilot-Modus, der Fokussierung der Wahrnehmung aufs Denken, dem zerstreuten Geist und Aversionen lernen wir anschließend wesentliche Quellen depressiven Denkens kennen. Danach wenden wir uns Wegen zu, dem Schwierigen im Leben einen Platz zu geben, ohne uns davon beherrschen zu lassen. Hierzu gehören Annahme und Akzeptanz sowie die Erkenntnis, dass Gedanken keine Tatsachen sind. Schließlich werden wir erfahren, welchen Stellenwert Selbstfürsorge in der Bewältigung von Depressionen hat.

Was Achtsamkeit umfasst

Umgangssprachlich verbinden wir Achtsamkeit oft mit Aufmerksamkeit für die Bedürfnisse von uns selber und anderen. Doch abgeleitet aus dem englischen »Mindfulness«, umfasst der Begriff mehr als diese Form der Bedachtsamkeit. Eine oft zitierte Definition stammt von Jon Kabat-Zinn, einem der bekanntesten Achtsamkeitslehrer unserer Zeit: »Man kann sich Achtsamkeit als nichturteilendes Gewahrsein von Moment zu Moment vorstellen, ein Gewahrsein, das kultiviert wird, indem man auf eine bestimmte Weise aufmerksam ist, das heißt im gegenwärtigen Augenblick und so wenig reaktiv, so wenig urteilend und so offenherzig wie möglich.«

Die eigene Aufmerksamkeit bewusst auf das auszurichten, was wir gerade erfahren, hört sich zunächst einfach an, doch wer schon einmal versucht hat, sich ausschließlich auf das zu besinnen, was er genau in diesem Moment wahrnimmt, weiß, wie schwer das ist. Üblicherweise schweifen wir mit der Aufmerksamkeit schnell ab und verlieren uns in Gedanken, indem wir die gegenwärtige Erfahrung interpretieren oder bewerten.

ÜBUNG

Was nehme ich gerade wahr?

Legen Sie das Buch zur Seite und sehen Sie sich eine Minute lang ganz bewusst in dem Raum um, in dem Sie sich gerade befinden. Achten Sie darauf, welche Gedanken Ihnen währenddessen durch den Kopf gehen.

- Was haben Sie wahrnehmen können?
- Waren Sie mit Ihrer Aufmerksamkeit nur bei dem, was Sie tatsächlich gesehen haben?
- Oder haben Sie bemerkt, wie Sie dem Gesehenen automatisch auch eine Bewertung wie gut oder schlecht, angenehm oder unangenehm, richtig oder falsch hinzugefügt haben? Gut möglich, dass Letzteres der Fall war.

Auch im Alltag ist es gar nicht so einfach, die Aufmerksamkeit lediglich auf das auszurichten, was wir tatsächlich wahrnehmen. Der bewusste Blick auf das eigene Wohnzimmer kann beispielsweise dazu führen, dass wir etwas Unerledigtes registrieren und dann so etwas denken wie: »Ich sollte mal wieder Fenster putzen!« oder: »Da liegt noch ein Stapel Unterlagen auf dem Tisch, um die ich mich dringend kümmern muss!«. Oft führen solche Gedanken zu negativen Selbstbeurteilungen.

Dies ist besonders dann der Fall, wenn die Stimmung ohnehin schon getrübt ist.
Meistens halten wir unsere Bewertungen für unveränderbare Tatsachen und lassen außer Acht, dass sie sich verändern können. Was wir heute als unangenehm erleben, bewerten wir zu einem anderen Zeitpunkt möglicherweise als neutral oder sogar angenehm. Der Stapel mit den unbearbeiteten Unterlagen, der uns gerade noch so gestört hat, wird völlig unwichtig, wenn plötzlich ein Rohrbruch unsere Wohnung unter Wasser setzt.
In der Achtsamkeitspraxis geht es im Übrigen nicht darum, gar nicht mehr zu bewerten, sondern darum, Bewertungen bewusst wahrzunehmen und wieder von ihnen abzulassen. Achtsamkeit lehrt uns, Offenheit und Freundlichkeit gegenüber unseren Erfahrungen zu entwickeln.
Achtsamkeit zu praktizieren heißt, die Aufmerksamkeit – man spricht hier häufig auch vom Gewahrsein – auf einzelne Körperempfindungen, Gedanken, Gefühle und Sinneseindrücke (z.B. Geräusche) zu richten. Wir üben uns darin, sie wahrzunehmen, anzuerkennen und wieder loszulassen. Dieser Vorgang wird häufig mit Wolken am Himmel verglichen, die auch ganz von alleine kommen und wieder gehen, ohne dass wir etwas dazu beitragen müssen.

Wenn wir Achtsamkeit praktizieren, üben wir uns darin, immer wieder aufs Neue gegenwärtig zu sein. Wir lassen von unserem Bedürfnis ab, alles unter Kontrolle zu haben oder nach unseren Vorstellungen zu gestalten. Stattdessen üben wir uns darin zu spüren, wie sich die Dinge wirklich gestalten. Wir fragen uns: Was nehme ich wahr? – Was spüre ich? – Was sind meine Gedanken, Gefühle, Körperempfindungen und Sinneseindrücke genau in diesem Moment? Indem wir lernen, innezuhalten und unsere Bewertungen und Verhaltensimpulse wahrzunehmen, nehmen wir unsere Erfahrung sozusagen unter die Lupe. So kann, bildlich gesprochen, zwischen einem Reiz und unserer automatischen Reaktion darauf eine Lücke entstehen, die es uns ermöglicht, unseren Blickwinkel und damit auch unseren Handlungsspielraum zu erweitern.
Alles in allem ist Achtsamkeit viel mehr als ein Konzept oder eine Technik. Das ihr innewohnende Potenzial reicht weit über eine Selbstoptimierungsstrategie hinaus. Wir alle haben diese Kraftquelle in uns und können sie durch eine regelmäßige Übungspraxis stärken. Das Wesen der Achtsamkeit zeigt sich in der oben genannten Offenherzigkeit, das heißt in einer wachen, zugewandten und wohlwollenden inneren Haltung (mehr dazu in Kapitel 4).

Ewig lockt der Autopilot

Welche Auswirkungen es haben kann, wenn wir mit unserer Aufmerksamkeit nicht bei dem sind, was wir gerade tun, sondern stattdessen automatisch handeln, zeigt die folgende Geschichte: Ein älteres Mädchen beobachtete eine Nachbarin eine Weile beim Frühjahrsputz ihrer Gartenmöbel. Die Nachbarin war hastig, doch mit großer Mühe damit beschäftigt, die Möbel sauber zu bekommen. Es wollte ihr nicht so recht gelingen. Das Mädchen machte sich Gedanken, warum ihr ihre Arbeit so schwer von der Hand ging. Nach einer Weile sagte sie: »Dein Wasser im Eimer ist ganz schmutzig! Möchtest du dir nicht neues holen, bevor du weiterputzt?« Darauf erwiderte die Nachbarin atemlos: »Dafür habe ich keine Zeit, ich muss fertig werden!«

Anders, als man auf den ersten Blick meinen sollte, erfordert dieses automatische Agieren einen hohen Energieaufwand. Wenn wir sehr darauf fixiert sind, unser Ziel zu erreichen, handeln wir, ohne innezuhalten und zu prüfen, ob der von uns eingeschlagene Weg (noch) angemessen ist. Wir agieren im Autopilot-Modus.

Dieser Modus beeinflusst nicht nur unser Handeln, sondern auch unser Denken. Vielleicht kennen Sie Situationen aus Ihrem Alltag, in denen Sie vergessen hatten, was Sie als Nächstes tun wollten, weil Sie mit der Aufmerksamkeit nicht bei der Sache waren oder sich in Grübeleien verloren haben. Bei den meisten Menschen löst die Erkenntnis, dass sie häufig wie ferngesteuert durch ihr Leben gehen, großes Erstaunen und Verwunderung aus. Oft war ihnen zuvor gar nicht bewusst, dass sie die meiste Zeit nicht wirklich anwesend sind und nicht wahrnehmen, was sie machen oder wo sie sich gerade befinden. Das Leben ereignet sich, während wir damit beschäftigt sind, über vergangenes oder zukünftiges Geschehen nachzudenken, oder uns in ständig wiederkehrenden Gedankenschleifen verlieren, ohne es zu bemerken. Im Autopilot-Modus reagieren wir teilnahmslos und automatisch, entsprechend unserer Gewohnheiten und Denkmuster. Wenn wir dann in schwierige Situationen kommen, fühlen wir uns nicht selten wie getrieben und dem Geschehen hilflos ausgeliefert. Wir sind außerstande wahrzunehmen, dass wir verschiedene Handlungsoptionen haben. Solche Momente des Abdriftens können einer Depression Vorschub leisten, denn dieser automatisierte Denkstil ist ihr ein idealer Nährboden. Wer sich den eigenen negativen Gedanken und Gefühlen ausgeliefert fühlt, deutet sie zudem oft automatisch als Beginn einer Depression. Achtsam zu sein bietet Raum, die sich ständig wiederholenden Denkschleifen zu bemerken und sich von engen Vorstellungen und gewohnten Verhaltensmustern zu lösen, um Möglichkeiten des eigenen Handelns neu zu entdecken. Mit zunehmender Achtsamkeit finden wir heraus, wie wir den Autopilot-Modus verlassen und jeden Augenblick unseres Alltags bewusst wahrnehmen können. Dieser Modus des Seins befähigt uns, gegenwärtigen Erfahrungen unmittelbare Aufmerksamkeit zu schenken und auf sie zu reagieren. Das versetzt uns in die Lage, unser Leben aktiv zu gestalten.

Wir leben überwiegend im Kopf

Auch über das Verweilen im Autopilot-Modus hinaus wird die Wahrnehmung dessen, was wir erleben, zu einem großen Teil durch unser Denken bestimmt. Oft grübeln wir über unangenehme Empfindungen nach und machen uns Sorgen, statt diese wahrzunehmen, wie sie sich uns wirklich zeigen. Dahinter stecken Ablehnung und das Bestreben, Unangenehmes nicht haben zu wollen. Wir bleiben in unseren gedanklichen Konzepten über die Erfahrung hängen und fügen immer weitere hinzu. Damit machen wir die Erfahrung sozusagen zu etwas anderem, als sie es vorher war.

Dazu ein Beispiel: Um in Ruhe an diesem Buch schreiben zu können, habe ich mir eine Auszeit vom Alltag genommen und bin am Rosenmontag für einige Tage an einen ruhigen Ort gefahren. Dieser liegt etwas außerhalb einer größeren Stadt, in der Fasching gefeiert wird. Dort am Bahnhof angekommen, begegneten mir viele kostümierte Menschen in ausgelassener Stimmung. Sehr befremdlich für mich als Nordlicht, das mit dem Fasching so gar nichts anfangen kann. Es war interessant wahrzunehmen, was mein Denken aus diesem Erleben machte, während ich einige Minuten vor dem Bahnhof wartete, bevor ich abgeholt wurde: »Oh je, das ist nichts für mich! Wie gut, dass ich mich dagegen entschieden habe, heute noch einen kleinen Bummel durch die Stadt zu machen! Bloß weg hier! Nee, wie kann man nur! Dieses ganze Gedöns um den Karneval geht so völlig an mir vorbei!«
In solchen Momenten stellt es eine Herausforderung dar, die sich auftuenden, ausgetretenen Denkpfade zu verlassen, um in der Wahrnehmung dessen, was wir gerade erleben, nicht in Kategorisierungen steckenzubleiben oder sich in grüblerischen Gedankenketten und Sorgen zu verlieren. Durch die ablehnenden Gedanken zum Fasching war ich gar nicht mehr wirklich anwesend in der eigentlichen Situation, am Bahnhof zu stehen und zu warten.

Achtsames Innehalten schafft Bewusstsein dafür, dass sich ein Großteil des eigenen Lebens im Kopf abspielt. Frei nach Mark Twain: Die meisten Probleme in meinem Leben haben gar nicht wirklich stattgefunden. Deshalb ist es ratsam, im Alltag immer wieder die Aufmerksamkeit für einige Augenblicke auf den Körper oder den Atem zu lenken. Denn das In-Kontakt-Sein mit dem eigenen Körper ermöglicht uns, vom grüblerischen Denken abzulassen und wieder im Hier und Jetzt anwesend zu sein. So können Sie lernen, depressive Gedankenschleifen frühzeitig zu bemerken und zu unterbrechen. Was der Entstehung einer depressiven Stimmung entgegenwirken kann.

Außerdem sind die Empfindungen, die wir in unserem Körper wahrnehmen, ein gutes Barometer für unsere emotionale Gemütslage. Traurigkeit, Angst, Wut oder Ärger zeigen sich uns auch auf körperlicher Ebene, beispielsweise in Form von Druck- oder Engegefühlen im Bauch oder Brustbereich oder als Anspannung in der Skelettmuskulatur. Ich lade Sie ein, dieses Zusammenspiel von Gefühlen und Körperempfindungen näher für sich zu erforschen.

Noch mal zurück zu meiner Wartesituation am Bahnhof: Das Innehalten hat mir Raum gegeben, um die negativen Gedankenketten zu bemerken.

Es hat mir ermöglicht, die Unruhe im Körper zu spüren und die Anspannung in meinen Schultern wahrzunehmen. Damit war ich raus aus dem Gedankenkreisen und wieder verbunden mit meinem Körper. Meine Schultern etwas zu lockern, war in diesem Augenblick ein Akt von Selbstfürsorge.

Den zerstreuten Geist sammeln

»Mein Atem heißt jetzt.«
Rose Ausländer

Wussten Sie schon, dass Sie ständig mit einer Horde Affen unterwegs sind, die Sie durch Ihren Alltag begleiten? Der menschliche Geist verhält sich nämlich wie eine Horde Affen, die unaufhörlich von einem Ast zum anderen Ast springt, ohne zur Ruhe zu kommen. Den ganzen Tag über ist er ständig aktiv, indem er von einem Gedanken zum nächsten Gedanken springt. Der unruhige, zerstreute Geist verliert sich im Denken, während der achtsame Geist die Wahrnehmung auf das Hier und Jetzt richtet und im Kontakt ist mit der gegenwärtigen Erfahrung. Die nachfolgende Abbildung macht das anschaulich:

AUTOPILOT-MODUS:

Bewertungen,
Konzepte,
Interpretationen,
Vorerfahrungen
und Befürchtungen

Zerstreuung
Sich verlieren in nicht endenden
Gedankenschleifen:

»Ich will das nicht!«
»Das soll aufhören, weil …«
»Ich kann das nicht, weil …«
»Das ist genauso wie damals, als …«
»Was wird sein, wenn …«

WAHRNEHMUNG
DES HIER UND JETZT:

der gegenwärtigen
Erfahrung Offenheit
und Akzeptanz
entgegenbringen

Achtsamkeit
In Kontakt sein mit der Erfahrung
in diesem Moment:

»Wie fühlt sich mein Körper an?«
»Welche Empfindungen spüre ich?«
»Welche Gedanken nehme ich wahr?«
»Was fühle ich gerade?«
»Was höre ich?«

Abb. 1: Zerstreuung versus Achtsamkeit

Um dem zerstreuten Geist zu ermöglichen, sich zu sammeln, ist es unterstützend, die Aufmerksamkeit im Alltag immer wieder neu für einige Momente auf den Atem zu lenken. Dieser steht uns jederzeit zur Verfügung. Der Atem ist uns Anker und Hafen zugleich, um uns im gegenwärtigen Moment zu sammeln und depressive Gedankenspiralen zu unterbrechen.

Die folgende Anleitung bietet Ihnen die Möglichkeit, eine Kurzform der Atemmeditation kennenzulernen und sich mit ihr vertraut zu machen.

ÜBUNG

Achtsamkeit auf den Atem

Suchen Sie sich einen Ort, an dem Sie ungestört sind, und finden Sie eine Sitzposition, die es Ihnen ermöglicht, aufrecht und würdevoll zu sitzen.
Laden Sie die Achtsamkeit zu sich ein, in Form einer offenen, wachen, freundlichen und neugierigen inneren Haltung genau für diesen Moment.
Nehmen Sie sich einige Augenblicke Zeit, Ihren Körper in seiner Sitzhaltung wahrzunehmen. Lassen Sie, so gut es

Ihnen gerade möglich ist, überflüssige Anspannung im Körper innerlich los, ohne dass Sie sich dafür bewegen müssen.
Richten Sie die Aufmerksamkeit nun einige Atemzüge lang auf den Atem. Spüren Sie, wie er in seinem eigenen Rhythmus in den Körper hinein- und wieder hinausströmt, Atemzug für Atemzug. Wie eine Welle am Strand, die kommt und wieder geht, und Sie sehen ihr dabei zu.
Nehmen Sie währenddessen einzelne Körperempfindungen wahr, die mit dem Atemfluss einhergehen. Immer dann, wenn Sie Gedanken bemerken, die dazu führen, dass Ihre Aufmerksamkeit abschweift, sind Sie eingeladen, diese wie Wolken am Himmel weiterziehen zu lassen und mit der Aufmerksamkeit zum Atem zurückzukehren.
Führen Sie diese Übung 3 bis 5 Minuten lang fort.

Aversionen erkennen

Auf dem nun folgenden Pfad der Achtsamkeit geht es darum zu erkennen, wann wir auf das, was wir erleben, mit Aversionen antworten. Diese entstehen immer dann, wenn wir auf Schwierigkeiten oder eine unangenehme Erfahrung mit Angst, Ärger oder Ablehnung reagieren oder diese vermeiden wollen. In solchen Momenten neigen wir dazu, gedanklich abzuschweifen, uns in grüblerisches Denken und ins Sorgenmachen zu verlieren oder uns abzulenken, indem wir reflexhaften Handlungsimpulsen nachgeben. Diese automatischen Reaktionsmuster des »Etwas-nicht-erleben-Wollens« führen paradoxerweise dazu, dass sich unser emotionales Leid noch verstärkt. Das geschieht, weil das schmerzvolle Erleben durch unsere Ablehnung quasi eine Aufladung erfährt. Denken Sie an ein kleines Kind, das quengelt, weil es die Aufmerksamkeit seiner Mutter haben möchte. Wenn es sie nicht bekommt, wird sein Quengeln immer lauter. Erst einige Momente der Zuwendung durch die Mutter führen dazu, dass sich das kleine Kind wieder beruhigt.

Statt den gewohnheitsmäßigen Reaktionen auf Aversion einfach nachzugeben, bietet uns eine achtsame innere Haltung die Möglichkeit, eine andere Einstellung zu unerwünschten Erfahrungen zu entwickeln: indem wir uns ihnen zuwenden und sie näher erforschen.

Dazu ein Beispiel aus dem Alltag: Ein Nachbar beginnt in seinem Garten mit einem lauten Laubbläser zu arbeiten, als Sie gerade in Ruhe in einem Buch lesen möchten. Ihre Gedanken schlagen Alarm: »Warum gerade jetzt, das ist doch wieder typisch, unmöglich, dieser Lärm! Kann der sich nicht einen anderen Zeitpunkt aussuchen! Diese lauten Dinger gehören verboten!« – Sie bemerken

die in Fahrt geratene Gedankenkette, halten inne und spüren: Da ist Ärger über den Lärm, den der Nachbar veranstaltet, indem er ein so lautes Gerät benutzt. Während des Innehaltens ist es Ihnen möglich zu erkennen, dass Sie sich mit dem Ärger nur selbst schaden und sich Ihre Laune vermiesen. Vielleicht können Sie sogar über sich schmunzeln und es kommt Ihnen ein Gedanke wie der von Viktor Frankl in den Sinn: »Über wen ich mich ärgere, bestimme immer noch ich selbst!«
Bezogen auf den Umgang mit depressionsfördernden Gedanken ermöglicht uns achtsames Gegenwärtigsein, aversives Denken bereits im Entstehen zu bemerken und zu unterbrechen. Das Einnehmen einer erweiterten Perspektive eröffnet uns mehr Handlungsspielraum, einer depressiven Stimmung entgegenzuwirken. Auf dem nachfolgenden Pfad des Zu- und Seinlassens gehen wir noch einen Schritt weiter, indem wir uns darin üben, uns unangenehmen Erfahrungen direkt zu öffnen und ihnen Akzeptanz entgegenzubringen.

Annahme und Akzeptanz

Akzeptanz ist die grundlegende Haltung aller achtsamkeitsbasierten Übungswege (im vierten Kapitel gehe ich noch näher darauf ein, was das Wesen der

Achtsamkeit ausmacht). Die ihr innewohnende »Fähigkeit«, den Dingen im Leben ihren natürlichen Lauf zu lassen und das Unvermeidliche anzunehmen, kann sich hilfreich auf die Bewältigung von Stress, chronischen Erkrankungen und psychischen Belastungen auswirken.

Nichtsdestotrotz bereitet Akzeptanz vielen Menschen Unbehagen. Denn wie wir schon erfahren haben, ist der menschliche Geist ständig damit beschäftigt, Dinge, die er ablehnt, verändern zu wollen. Denken Sie zurück an den Nachbarn mit seinem Laubbläser. Dieser Widerstand erinnert oft an einen Kampf gegen Windmühlen: Sich gegen unerwünschte Erfahrungen aufzulehnen oder sie zu leugnen, verbraucht viel Energie und verändert doch nichts.

Wir können unangenehme Erfahrungen nur dann wirklich annehmen, wenn wir ihnen Raum zugestehen und uns ihnen öffnen, ganz egal, wie sie sich gestalten. Diese Haltung des Annehmens und Akzeptierens kann uns helfen, klarer zu sehen. In dem Moment, in dem wir aufhören, sinnlos zu kämpfen, entsteht in uns innerer Freiraum, und wir können wahrnehmen, worum es im jeweiligen Augenblick wirklich geht. Wir können beispielsweise erkennen, dass wir es selber sind, die sich mit der Auflehnung oder dem Ärger über unangenehme Erfahrungen Leid zufügen. Selbstmitgefühl spielt in diesem Zusammenhang eine wichtige Rolle (darauf werde ich an anderer Stelle noch näher eingehen). Je mehr Mitgefühl Sie für sich selber haben, desto mehr Offenheit und tröstliches Verständnis können Sie auch für andere aufbringen.

Ein weiterer Haltungswechsel besteht darin, dass wir uns dazu ermutigen, anzuerkennen, dass wir etwas nicht mögen, ohne uns dagegen aufzulehnen. Diese Offenheit, mit der wir die Gegebenheiten annehmen, wie sie sind, hilft uns zu erkennen, was wir, wenn überhaupt, verändern möchten und können. Statt uns von dem Strudel eines brausenden Wasserfalls mitreißen zu lassen, treten wir sozusagen hinter den Wasserfall und schauen von dort aus auf das Geschehen. So können wir wahrnehmen, was die Situation gerade erfordert.

Wenn Sie sich ermutigen, die Dinge nicht anders haben zu wollen, als sie sind, und sich dem öffnen, was gerade ist, dann verändert sich automatisch auch Ihre Beziehung zu Ihren Erfahrungen. Sie verspüren weniger Stress und stattdessen mehr Wohlwollen gegenüber schwierigen Gedanken und Gefühlen. Auch diese achtsame Haltung wirkt der Entstehung von depressionsfördernden Gedankenspiralen und Stimmungen entgegen.

Gedanken sind keine Tatsachen

»Sind wir uns nicht bewusst, dass wir denken, so tragen uns unsere Gedanken in viele verschiedene Welten.«

Joseph Goldstein

Wie schon gesagt, produziert der Kopf unaufhörlich Gedanken. Und zwar nicht nur im Alltag, sondern auch während der Achtsamkeitsübungen. Dass der Geist denkt, ist völlig normal. Oftmals aber sind uns die Gedanken so vertraut, dass sie uns gar nicht auffallen, wenn wir nicht bewusst darauf achten. Oder wir schenken ihnen vorbehaltlos Glauben, ohne sie infrage zu stellen. So kann es beispielsweise sein, dass eine negative Stimmung unbemerkt einen Strom von negativen Gedanken nach sich zieht, der uns, ebenfalls unbemerkt, in eine Depression hineingeraten lässt. Um die Art und Weise zu illustrieren, wie die Gedanken uns forttragen, wird häufig das Bild eines Zugs verwendet, auf den wir automatisch aufspringen. Erst nachdem der Zug längst in Fahrt ist oder vielleicht sogar schon einige Stationen passiert hat, wird uns bewusst, dass wir uns von unserem Startpunkt entfernt haben. Mitunter gelingt es uns an dieser Stelle, den Zug zu verlassen und uns neu zu orientieren. Im Rahmen einer Depression setzt sich diese Zugfahrt allerdings nicht selten über längere Zeit fort, ohne dass wir uns in der Lage fühlen auszusteigen. Es kommt uns vor, als seien wir an unserem Sitzplatz festgenagelt. Allerdings gilt dieser Automatismus auch umgekehrt, indem negative Gedanken unbemerkt die Stimmung eintrüben. So kann der Gedanke »Ich fühle mich der Depression hilflos ausgeliefert!« weitere Gedanken nach sich ziehen wie: »Nichts hat mir bisher geholfen!« – »Ich weiß nicht, wie es weitergehen soll!« – »Das wird nie mehr aufhören!« – »Es hat alles keinen Sinn mehr!« – »Irgendwann werde ich sowieso auf der Straße landen!«, und damit dazu beitragen, dass sich die Depression und das Gefühl der eigenen Handlungsunfähigkeit immer mehr verstärken.

Gedanken beeinflussen also Gefühle, Stimmungen und Handlungen – und umgekehrt. Eine achtsame innere Haltung kann es Ihnen ermöglichen, aus dem Gedankenzug auszusteigen. Diese Präsenz hilft Ihnen, das unaufhörliche Getriebensein des Geistes wahrzunehmen und eingeschliffene Denkmuster zu erkennen, statt sich in ihnen zu verlieren oder sich unbewusst von ihnen beherrschen zu lassen. Sie können erkennen, dass die Gedanken in Wirklichkeit nur Gedanken sind und keine Tatsachen – auch nicht jene, die vorgeben, es zu sein.

Diese Erkenntnis erleben viele Menschen mit Depressionserfahrungen als sehr befreiend. *Wenn wir verstehen, dass unsere Bewertungen und Interpretationen dafür verantwortlich sind, einen von Natur aus flüchtigen Gedanken zu einem belastenden Gedanken heranreifen zu lassen, haben wir zu jeder Zeit die Möglichkeit, eine andere Haltung gegenüber dem, was wir gerade denken, einzunehmen, statt uns weiterhin damit zu identifizieren.* Im besten Fall gelingt es uns immer mehr wahrzunehmen, wenn wir unsere Sichtweisen und Meinungen verallgemeinern und sie möglicherweise auch auf andere übertragen. So werden diese nicht länger zum inneren Maßstab, an dem wir alles andere messen. Wir erkennen an, dass neben unseren individuellen Sichtweisen noch viele andere Perspektiven ihre Daseinsberechtigung haben, jenseits von richtig und falsch.

Die nachfolgenden Anregungen, Gedanken anders als bisher zu betrachten, können Sie darin unterstützen, negative Denkweisen bei sich wahrzunehmen und zu erforschen. Das eröffnet Ihnen die Möglichkeit eines Perspektivenwechsels.

ÜBUNG

Ein neuer Umgang mit Gedanken

1. **Nehmen Sie wahr, wie Gedanken kommen und gehen,** ohne dass Sie ihnen nachgeben müssen und auf den Gedankenzug aufspringen.
2. **Achten Sie auf Gefühle, die infolge bestimmter Gedanken auftauchen.**
3. **Betrachten Sie Gedanken als ein geistiges Ereignis und nicht als eine Tatsache.** Es mag verführerisch sein, anzunehmen, dass unsere Gedanken immer zutreffen. Doch das ist nicht der Fall. Und es liegt in Ihrer Hand, sich dafür zu entscheiden, ob ein Gedanke wahr ist oder nicht und wie Sie mit ihm umgehen möchten. Üben Sie sich darin, Ihren Gedanken gegenüber eine frische Beziehung zu entwickeln.
4. **Schreiben Sie Ihre Gedanken auf ein Blatt Papier.** Das gibt Ihnen die Möglichkeit, diese mit etwas Distanz zu betrachten. Auch die Pause zwischen dem Gedanken und dem Niederschreiben des Gedankens kann Ihnen Raum geben, um seiner Bedeutung nachzuspüren.
5. **Stellen Sie sich die folgenden Fragen:** Ist dieser Gedanke gerade automatisch in meinen Kopf gekommen? – Passt er zu den tatsächlichen Gegebenheiten der Situation? – Wie würde ich über diesen Gedanken zu einem anderen Zeitpunkt in einer

anderen Stimmung denken? – Gibt es alternative Sichtweisen?

6. Bei Gedanken, die besonders hartnäckig oder schwierig sind, kann es unterstützend sein, **sie sich mit voller Absicht noch einmal bewusst anzusehen.** Dabei ist es hilfreich, zuvor einige Momente innezuhalten. Lassen Sie sich beim Betrachten Ihrer Gedanken von der »Weisheit Ihres Geistes« leiten. Benennen Sie vielleicht das Gefühl, aus dem die Gedanken entstehen, und bewahren Sie sich dabei – so gut Sie können – eine Haltung des freundlichen Interesses: »Oh, da ist Traurigkeit«; »Da zeigt sich die Stimme der Depression«; »Hier äußert sich ein kritischer innerer Anteil«. Sanftes Interesse und Neugier sind unterstützende Haltungen, die wir in Bezug auf unsere Gedanken einnehmen können.

Diese – leicht modifizierte – Anleitung basiert auf Melanie Fennell und stammt ursprünglich aus: *Segal, Zindel et al.: Die Achtsamkeitsbasierte Kognitive Therapie der Depression. Ein neuer Ansatz zur Rückfallprävention,* Tübingen 2015.

Selbstfürsorge stärken

Zur Selbstfürsorge zählt unter anderem: sich genügend Pausen zuzugestehen, um sich nicht zu überfordern; sich Zeit für Freizeitaktivitäten und soziale Kontakte zu nehmen oder sich Freiräume zu schaffen, um regelmäßig Achtsamkeit zu üben. Von Kursteilnehmern höre ich immer wieder, dass es ihnen Schwierigkeiten bereitet, gut für sich selber zu sorgen. Sie können sich ihren eigenen Erwartungen und ihrem inneren Leistungsdruck nur schwer widersetzen. Häufig geht dies auch mit Versagensängsten und Schuldgefühlen bezogen auf Arbeit oder Familie einher. Dahinter steht der Anspruch, erst allen anderen Aufgaben und Verpflichtungen gerecht werden zu müssen, bevor sie an sich selber denken dürfen. Doch dabei lassen sie außer Acht, dass nur wer gut für sich selber sorgt, auch gut für andere sorgen kann.

Vielleicht haben Sie schon häufiger die Erfahrung gemacht, dass Ihnen gerade in Zeiten, in denen Sie sich schlecht fühlen, die Selbstfürsorge schwerfällt. Ich möchte Sie ermutigen, sich stets aufs Neue damit auseinanderzusetzen, was Ihnen guttut und was Sie im Falle eines Stimmungstiefs oder einer aufkeimenden Depression tun können. Als erste Option steht es Ihnen jederzeit offen, innezuhalten und den Atem zu spüren. Sich immer wieder neu darin üben, gegenwärtig zu sein, kann dabei helfen, sich nicht durch negative Gedanken davon abhalten zu lassen, sich etwas Gutes zu tun, sondern diese Gedanken stattdessen als Teil des depressiven Denkens zu entlarven.

Dazu ein Beispiel: Sie bemerken, dass Sie schon eine Weile dasitzen und grübeln. Ihre Gedanken drehen sich im Kreis. Immer wieder kommt Ihnen der Gedanke in den Sinn: »Das hört nie auf, meine schlechte Stimmung macht mir mein ganzes Leben kaputt, was nutzt es mir da, wenn ich mir Zeit nehme für ein heißes Bad!« – »Okay«, denken Sie, »ich halte jetzt einen Moment inne und rufe mir in Erinnerung, dass dieser Gedanke Teil meiner depressiven Stimmung ist. Wenn diese Stimmung aufhört, werde ich auch wieder anders über mein Leben denken. Ich bin mehr als meine Stimmung in diesem Moment! Ich lasse mir jetzt Badewasser ein und übe mich darin, achtsam wahrzunehmen, was ich gerade tue.«

Ein anderer wichtiger Aspekt im Zusammenhang mit Selbstfürsorge besteht darin, sich selber nicht unter Druck zu setzen, zum Beispiel dadurch, dass Sie in der Achtsamkeitspraxis in kurzer Zeit sehr viel erreichen wollen. Sich in Achtsamkeit zu üben, führt nicht automatisch dazu, dass es Ihnen sofort besser geht, im Gegenteil. Gerade durch die gesteigerte Aufmerksamkeit wird Ihnen häufig erst voll bewusst, dass Sie sich augenblicklich deprimiert fühlen. In der Geschäftigkeit des Alltags ist Ihnen dies zuvor vielleicht gar nicht so aufgefallen. Doch genau an dieser Stelle öffnet Ihnen die Achtsamkeit eine Tür. Statt dass Sie, ohne es zu bemerken, immer weiter in das negative Denken hineingeraten, haben Sie jetzt die Gelegenheit, innezuhalten und gut für sich zu sorgen, indem Sie sich der gegenwärtigen Erfahrung öffnen. So geben Sie sich selber die Chance, Schritt für Schritt eine andere Haltung zu schwierigen Gedanken und Gefühlen zu entwickeln und sich darüber hinaus mehr Zeit für Selbstfürsorge zuzugestehen und einzuräumen. Auch Erschöpfung hält uns oft von einer aktiven Selbstfürsorge ab. Das Gefühl von Erschöpfung ist ein häufiges Symptom einer Depression. Viele Betroffene bringen diese damit in Verbindung, dass sie sich zu sehr verausgabt und die eigenen Belastungsgrenzen nicht gewahrt haben. Das führt dazu, dass sie sich in eine Schonhaltung begeben und sich aus nährenden Aktivitäten zurückziehen, die eigentlich zu ihrem Wohlbefinden beitragen und ihnen Kraft geben. Häufig wissen sie nicht, dass genau dieses Schonverhalten eine Depression verstärken kann. Denn übrig bleiben dann oft nur die Arbeit oder andere Verpflichtungen, die die eigenen Ressourcen schwächen. Diese Form von Aktivitäten können wir auch als zehrende Aktivitäten bezeichnen. ***Aus der modernen Depressionsforschung weiß man mittlerweile um die Bedeutung nährender Aktivitäten für die Bewältigung von Depressionen. Nährende und zehrende Aktivitäten sollten stets in einem ausgewogenen Verhältnis*** *zueinander stehen, da ansonsten Erschöpfung und depressive Symptome immer mehr Nährboden erhalten.* Deshalb ist es wichtig, immer wieder nährenden Aktivitäten nachzugehen, auch wenn einem nicht danach zu Mute ist. Nur so kann das Ungleichgewicht wieder in die Balance kommen. Ein achtsames Energiemanagement kann Sie darin unterstützen, gar nicht erst in eine starke Erschöpfung hineinzugeraten. Mehr dazu ab Seite 99.

Wenn Sie eine nährende Aktivität ausführen, während Sie sich in einer depressiven Stimmung befinden, kann es sein, dass Sie nicht das von Ihnen erwartete Ausmaß an Freude dabei erleben. Lassen Sie sich dadurch nicht entmutigen! Auch wenn Sie es in dem Augenblick nicht spüren, so hat die Aktivität doch eine unterstützende Wirkung.

Nicht zuletzt können Sie Ihre Selbstfürsorge dadurch stärken, dass Sie sich immer wieder darin üben, sich selber mit einer achtsamen, wohlwollenden und freundlichen Haltung zu begegnen. Denken Sie immer daran: Nur wer gut für sich selber sorgt, kann auch gut für andere sorgen.

Nachfolgend eine Zusammenfassung, wie die Achtsamkeitspraxis Sie dabei unterstützen kann, Depressionen zu lindern oder gar nicht erst aufkommen zu lassen.

WIE DIE ACHTSAMKEITSPRAXIS IHNEN HILFT, MIT DEPRESSIONEN UMZUGEHEN

Durch das regelmäßige Üben von Achtsamkeit:

- gelingt es Ihnen, gedankliche Auslöser und Warnzeichen einer beginnenden Depression früher zu erkennen,
- können Sie mithilfe achtsamer Präsenz ein Aufschaukeln der Depressionsspirale vermindern oder verhindern,
- entwickeln Sie die Fähigkeit, eine nicht identifizierende Haltung Ihren Gedanken gegenüber einzunehmen und sich weniger in Erinnerungen, Gedanken und Grübeln zu verstricken,
- gewinnen Sie die Einsicht: Gedanken und Gefühle müssen nicht handlungsleitend sein,
- reduzieren Sie Ihr (gedankliches) Vermeidungsverhalten,
- entwickeln Sie Akzeptanz und Gleichmut,
- gelingt es Ihnen zunehmend, achtsam zu handeln statt automatisch zu reagieren,
- stärken Sie Ihre Selbstregulationsfähigkeit und Ihre Selbstfürsorge.

3

Wege der Achtsamkeit im Alltag

»Ein Gramm Erfahrung wiegt mehr
als eine Tonne Theorie.«
John Dewey

Dieser Weisheitssatz fordert uns auf eine humorvolle Weise dazu auf, aktiv zu werden und mitten im Leben neue Erfahrungen zu sammeln, statt lediglich darüber nachzudenken, welche Veränderungsschritte hilfreich sein könnten. Eine ermutigende Einladung, sich immer wieder neu auf den Weg zu machen und die vielen kleinen Chancen zu nutzen, die der Alltag für uns bereithält, um Achtsamkeit zu üben. Erst durch eigene Erfahrungen kann Ihnen ein Buch wie dieses zu einem Wegbegleiter werden. Lassen Sie uns also gemeinsam das Potenzial erkunden, das achtsame Alltagsübungen für Sie bereithalten.

Achtsamkeit im Alltag zu praktizieren heißt, das

Leben neu zu entdecken und zu bemerken, dass jeder Moment einzigartig und kostbar ist. Mit Unterstützung der Alltagsachtsamkeit schaffen Sie sich »Inseln des Seins«, wie Jon Kabat-Zinn es treffenderweise nennt. Indem Sie sich darin üben, wirklich dort anwesend zu sein, wo Sie gerade sind, können Sie Achtsamkeit auf allen Ebenen Ihres Lebens entfalten. Alles, was Ihnen im Alltag begegnet, kann Ihnen so zu einer Schule der Achtsamkeit werden.

Die Kraft des Innehaltens

Das Innehalten mitten im Alltag spielt eine zentrale Rolle, wenn es darum geht, der Depression mit Achtsamkeit zu begegnen. Wenn wir innehalten, verlassen wir den Autopilot-Modus und richten unsere Wahrnehmung auf die gegenwärtige Erfahrung. Diese umfasst, neben der Situation als solcher, Gedanken (z. B. Annahmen oder Bewertungen), Gefühle (z. B. Traurigkeit), Stimmungen (z. B. Langeweile), Körperempfindungen (z. B. Wärme, Kälte, Druck, Kribbeln) und Sinneswahrnehmungen (z. B. Hören oder Schmecken). Dazu gehört, immer wieder neu zu bemerken, wenn wir uns im

Denken verlieren, in Gefühlen verstricken oder von Geräuschen ablenken lassen.
Gedanken und Gefühle und die mit ihnen einhergehenden Körperempfindungen wahrzunehmen und sich ihnen mit achtsamer Präsenz zuzuwenden, hilft Ihnen, eigene Reaktionsmuster zu erkennen, die Sie in eine depressive Stimmung hineinführen können, bevor sich daraus eine manifeste Depression entwickelt. Sie können sich dabei unterstützen, indem Sie sich selber immer wieder fragen: »Durch welche ›Brille‹ nehme ich gerade meine Umgebung wahr?« Oder: »Bin ich gerade im Kontakt mit der Gegenwart?«

ÜBUNG

Kurzes Innehalten

Diese Übung ist eine vereinfachte Version des »Drei-Minuten-Atemraums« aus der Achtsamkeitsbasierten Kognitiven Therapie. Sie ermöglicht es Ihnen, mitten im Alltagstrubel achtsam präsent zu sein und einige Momente innezuhalten. Die Übung lässt sich an jedem Ort und zu jeder Zeit durchführen und besteht aus drei Schritten:

1. Als Erstes nehmen Sie wahr, welche Gedanken, Gefühle und Körperempfindungen in diesem Moment spürbar sind.

2. Dann sammeln Sie sich einige Momente in der Wahrnehmung des Atemflusses.
3. Schließlich dehnen Sie die Aufmerksamkeit auf den ganzen Körper aus.

Die folgende Grafik verdeutlicht Ihnen den Ablauf noch einmal bildlich.

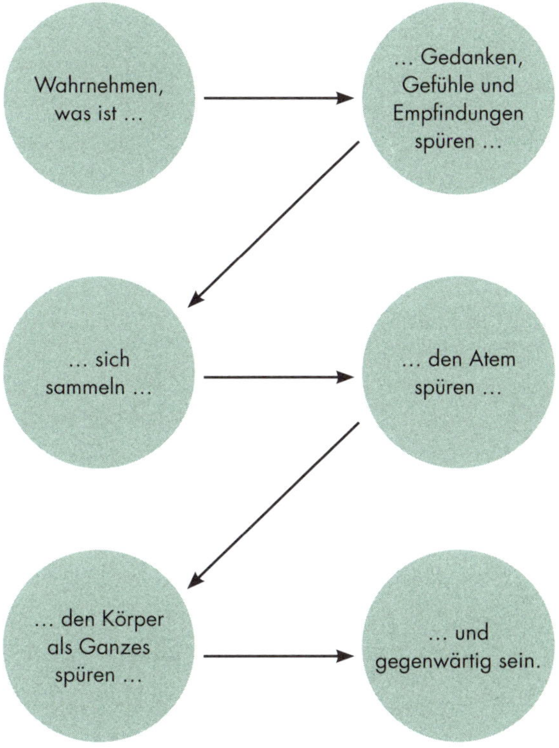

Abb. 2: Die drei Schritte des Innehaltens

Erkunden Sie, welche Erfahrungen Sie machen, wenn Sie sich darin üben, auf diese Art und Weise aus dem Autopilot-Modus auszusteigen. Im Anschluss ans Innehalten haben Sie wiederum drei Möglichkeiten, mit dem umzugehen, was Sie wahrnehmen:

1. Sie akzeptieren, was an Gefühlen und Empfindungen präsent ist, und geben sich die innere Erlaubnis dazu: So ist es gerade. Es darf sein. Ich bin bereit, es zu fühlen. Es ist in Ordnung – um sich dann wieder dem Alltagsgeschehen zuzuwenden.
2. Sie fragen sich: »Wie kann ich jetzt für mich sorgen?«, und tun sich etwas Gutes. Das kann sein: sich eine kleine Pause gönnen – Verspannungen im Körper durch sanftes Bewegen lockern – einen kleinen Spaziergang machen – mit einer Freundin sprechen – eine Tasse Tee trinken – andere Personen um Unterstützung bitten.
3. Sie tun etwas, das Ihnen das Gefühl gibt, die Situation zu bewältigen: eine angefangene Tätigkeit beenden – an einer geplanten Aktivität festhalten – Ärger ansprechen.

Zusätzlich zu dieser Übung ist es hilfreich, immer wieder Momente des Innehaltens im Alltag zu kultivieren, indem Sie für einige Augenblicke Ihre Aufmerksamkeit auf den Atem lenken.

Alltagsaktivitäten als Praxis der Achtsamkeit

Wirklich anwesend zu sein bei dem, was wir gerade tun, gibt unserem Geist die Möglichkeit, zur Ruhe zu kommen.

Diese Form der Achtsamkeitspraxis bezieht sich auf Aktivitäten, die wir im Alltag tagein, tagaus ausführen. Es geht dabei nicht darum, diese besonders langsam oder korrekt zu machen, sondern ihnen gegenüber eine neugierige, freundliche und offene Haltung einzunehmen. Es empfiehlt sich, das Übungsfeld nicht täglich zu wechseln, sondern eine Zeit lang bei einer ausgewählten Aktivität zu bleiben. Während ein ständiger Wechsel eher dem Bedürfnis des unruhigen Geistes nach Abwechslung folgt, ermöglicht Ihnen Beständigkeit durch Wiederholung, Ihre Wahrnehmung und Ihre achtsame Präsenz zu vertiefen und zu verfeinern.
In den folgenden Abschnitten möchte ich Sie mit verschiedenen Übungen bekannt machen. Ich lade Sie ein, sich eine davon auszuwählen, um sie anschließend über einen vorher festgelegten Zeitraum von mindestens einer Woche regelmäßig im Alltag zu praktizieren.

Körperpflege als achtsame Alltagspraxis

Da die Pflege unseres Körpers einen festen Platz im Alltag einnimmt, verrichten wir sie häufig im Autopilot-Modus. Das heißt, wir schenken ihr keine bewusste Aufmerksamkeit und sind währenddessen mit den Gedanken oft ganz woanders. Wir wiederholen beispielsweise morgens unter der Dusche gedanklich noch mal den Streit mit unserem Partner am Abend zuvor, und der ganze Ärger wird erneut spürbar. Oder wir durchleben innerlich schon einmal, was der beginnende Tag an Herausforderungen mit sich bringen könnte, und versuchen uns innerlich zu wappnen. Mit welchen Personen teilen Sie morgens Ihr Badezimmer, und welche Anforderungen des Alltags warten üblicherweise bereits dort auf Sie? Ich bin mir sicher, dass Ihnen dazu einiges einfallen wird. In einem solchen »morgendlichen Badezimmerklima« können sich depressive Denkspiralen wunderbar entfalten. Deshalb bietet Ihnen die tagtägliche Körperpflege eine gute Gelegenheit, sich darin zu üben, wie es ist, den Autopilot zu verlassen und einzelne Handlungen achtsam durchzuführen.

Ich möchte Ihnen hier am Beispiel des Duschens darstellen, wie Sie Ihre Alltagspraxis gestalten können. Die nachfolgenden Fragen sind nicht dazu gedacht, sie nacheinander zu beantworten. Vielmehr sind es Anregungen, worauf Sie während des Übens Ihre Wahrnehmung richten können. Seien Sie sich während des Duschens bewusst, was Sie gerade tun, und spüren Sie dem nach. Üben Sie sich darin, den Moment im Hier und Jetzt zu erleben.

ANREGUNGEN FÜR DAS ÜBEN

Wie fühlt sich das Wasser auf meiner Haut an, wenn ich mich abdusche? – Wie empfinde ich dessen Temperatur (warm oder kalt)? – Wie riecht meine Seife/mein Duschmittel? – Wie nehme ich meinen Körper während des Duschens wahr? – Welche Körperempfindungen nehme ich wahr, während ich mich einseife? – Wie fühlt es sich beispielsweise an, wenn ich meine Haare shampooniere? – Und wie, wenn ich die Arme oder den Oberkörper einseife? – Wie nehme ich den Kontakt meiner Füße mit dem Boden der Dusche wahr? – Wie fühlen sich die Duscharmaturen an, wenn ich sie berühre? – Und wie fühlt es sich nach dem Duschen an, wenn ich die unterschiedlichen Körperpartien abtrockne? – Wie fühlt sich das Handtuch an?
Nehmen Sie wahr, wenn Sie sich in Gedanken verlieren und beispielsweise über bevorstehende Aufgaben des Tages nachdenken. Kehren Sie in diesem Fall, so wie es Ihnen gerade möglich ist, mit Ihrer Aufmerksamkeit wieder zum Duschen zurück. Üben Sie sich darin, Gedanken wie Wolken am Himmel weiterziehen zu lassen.

Am Ende der Übung können Sie sich fragen, was für Sie neu oder unterstützend war, was Sie aus dieser Erfahrung mit in Ihren restlichen Alltag hineinnehmen und woran Sie sich später erinnern möchten.

Weitere Möglichkeiten für eine achtsame Körperpflege haben Sie, während Sie sich die Zähne putzen – die Hände waschen – baden – die Haare waschen – abtrocknen – eincremen – kämmen – rasieren – schminken – die Nägel pflegen – und im erweiterten Sinne auch beim An- und Auskleiden oder dem Anlegen von Schmuck.

Essen als achtsame Alltagspraxis

Dem Essen Achtsamkeit zu schenken,
ist eine Möglichkeit der Entschleunigung.

Obwohl das Essen und Trinken einen festen Platz im Leben eines jeden Menschen einnimmt, wird ihm oft nicht viel Aufmerksamkeit geschenkt. Viele räumen beidem nur wenig Zeit ein oder sind nebenher mit anderen Dingen beschäftigt. Wahrscheinlich haben Sie sich selber auch schon einmal dabei ertappt, dass Sie gar nicht gemerkt haben, was und wie viel Sie gerade essen, weil Sie zeit-

gleich ein Gespräch geführt, Zeitung gelesen, eine SMS beantwortet oder Fernsehen geschaut haben. Achtsam zu essen bedeutet, die Aufmerksamkeit ganz auf das Essen zu richten und es bewusst mit allen Sinnen wahrzunehmen. Planen Sie hierfür ausreichend Zeit ein und tragen Sie Sorge, dass Sie nicht durch andere Tätigkeiten oder Personen abgelenkt werden.
Möglichkeiten für achtsames Essen bieten beispielsweise: die drei Hauptmahlzeiten – das Essen und das Trinken während eines Pausensnacks. Auch im Vorfeld der Nahrungsaufnahme lässt sich bereits Achtsamkeit üben: beim Einkauf der Nahrungsmittel – beim Zubereiten der Speisen – beim Tischdecken.

ANREGUNGEN FÜR DAS ÜBEN

Lassen Sie sich etwas Zeit, bevor Sie mit dem Essen beginnen. Sehen Sie sich erst einmal in Ruhe an, was Sie essen möchten. Wie sehen die Speisen aus? – Wie riechen sie? – Und wie sind sie angerichtet? – Führen Sie das Essen bewusst zum Mund und kauen Sie langsam. – Welche Empfindungen können Sie während des Kauens wahrnehmen? – Wie ist der Geschmack des Essens? – Und wie die Konsistenz? – Wie fühlt sich das Essen am Gaumen an? – Und wie auf der Zunge? –

Spüren Sie Unterschiede? – Bemerken Sie den Impuls des Schluckens? – Welche Empfindungen spüren Sie während und nach dem Schlucken? – Wie fühlen Sie sich am Ende der achtsamen Mahlzeit?
Wenn Sie möchten, können Sie in der Mitte der Mahlzeit innehalten und spüren, welche Gedanken, Gefühle, Körperempfindungen oder Verhaltensimpulse in Ihnen entstehen. Sie können die Übung erweitern, indem Sie Ihre Aufmerksamkeit auch darauf richten, wo das Essen herkommt, wie es produziert wurde und welche Schritte notwendig waren, damit Sie es jetzt essen können. Vielleicht verspüren Sie in diesem Zusammenhang Dankbarkeit, dass Ihnen dieses Essen zur Verfügung steht.

Alltagsaufgaben als achtsame Alltagspraxis

Pausen, die aus sich selbst heraus entstehen, während wir eine Alltagstätigkeit verrichten oder auf etwas warten, können uns dazu einladen, einen Moment innezuhalten.

Auch das Erledigen der täglichen Hausarbeit oder anderer Alltagsaufgaben bietet Ihnen vielfältige Möglichkeiten, sich in Achtsamkeit zu üben. Wir Menschen neigen dazu, derlei Tätigkeiten nebenher zu erledigen, ohne ihnen unsere volle Aufmerksamkeit zu schenken. Vielleicht haben Sie selber auch schon einmal bemerkt, wie Sie während der Hausarbeit über andere Dinge nachgedacht, mehrere Dinge gleichzeitig erledigt oder sich durch elektronische Medien haben ablenken lassen. Manche Menschen reagieren beim Gedanken an Alltagsaufgaben mit Unmut oder Lustlosigkeit und schieben sie vor sich her. Wieder andere verbinden damit einen hohen Perfektionsanspruch, mit dem sie sich selbst unter Druck setzen. Oft kommen sie erst dann zur Ruhe, wenn sie die selbstauferlegten Pflichten vollständig erledigt haben. Das achtsame Ausführen dieser Tätigkeiten lädt Sie nicht nur ein, Ihre Bewegungen und Tastempfindungen zu spüren, sondern birgt auch die Chance, die eigenen inneren Muster wie beispielsweise Leistungsansprüche näher zu erforschen.

Möglichkeiten für achtsame Hausarbeit bieten sich, während Sie: Speisen zubereiten – Geschirr spülen – aufräumen und Ordnung schaffen – staubsaugen oder -wischen – putzen – Betten machen – Wäsche aufhängen – bügeln – kochen – Haushaltsgeräte bedienen – die Blumen pflegen – Müll sortieren und entsorgen – sich um ein Haustier kümmern und es versorgen – im Garten arbeiten – einkaufen gehen – das Auto waschen – telefonieren – die Schuhe zubinden – Gegenstände tragen.

ANREGUNGEN FÜR DAS ÜBEN

Welche unterschiedlichen Tastempfindungen nehme ich wahr? – Was rieche ich? – Welche Körperbewegungen und -empfindungen spüre ich im Verlauf der Tätigkeit? – Welche Geräusche entstehen durch die Tätigkeit? – Welche Gedanken treten auf? – Welche Gefühle und Stimmungen nehme ich wahr? – Bin ich mit meiner Aufmerksamkeit ganz im Hier und Jetzt? – Strenge ich mich an, es besonders gut zu machen? – Bin ich in Eile? – Erledige ich gerade mehrere Dinge auf einmal? – Welche inneren Muster nehme ich wahr? – Bin ich mit meiner Aufmerksamkeit gerade wirklich in meinem Körper anwesend?

Immer dann, wenn wir uns dabei ertappen, dass wir uns beim Ausführen einer Tätigkeit hetzen und zur Eile antreiben, obwohl uns das nicht guttut und Anspannung erzeugt, können wir uns einladen innezuhalten, um uns an Beppo zu erinnern. Beppo ist der Straßenkehrer aus Michael Endes Geschichte *Momo*. Er hat es sich zur Aufgabe gemacht, die Straßen langsam und stetig zu kehren. Bei jedem Schritt einen Atemzug und bei jedem Atemzug einen Besenstrich. Schritt – Atemzug – Besenstrich. Schritt – Atemzug – Besenstrich. Nur an den nächsten Schritt denken, an den nächs-

ten Atemzug, an den nächsten Besenstrich – und immer wieder nur an den nächsten, das hatte er sich zur Philosophie gemacht, um sich nicht zu grämen und sich die Freude an seiner Arbeit zu bewahren.
Nachfolgend finden Sie noch einige weitere Anregungen, welche Alltagstätigkeiten eine Einladung zur Achtsamkeit darstellen.

In-Bewegung-Sein als achtsame Alltagspraxis

Mitten im Alltag können wir innehalten,
den Boden unter den Füßen spüren
und uns ein paar Atemzüge lang
beim Atem sammeln.

Einen großen Teil des Tages sind wir in Bewegung. Wir bewegen uns wie selbstverständlich von einem Ziel zum anderen, doch den Weg dahin nehmen wir oft ebenso wenig wahr wie die Bewegungsabläufe unseres Körpers. Laden Sie sich deshalb dazu ein, Ihrer Körperhaltung und Ihren Bewegungen bewusst Aufmerksamkeit zu schenken und die damit verbundenen Empfindungen, Gedanken und Gefühle zu spüren. Nehmen Sie den Fluss des Atems wahr, bemerken Sie Empfindungen von Druck und Berührung, beispielsweise im Kontakt mit den Treppenstufen, dem Gehweg oder dem Fahrradsattel. Sich achtsam fortzubewegen, hilft Ihnen zu erkennen, ob Sie sich hetzen, angespannt oder in Gedanken schon längst an Ihrem Ziel angekommen sind. Wie anders es sich anfühlt, sich eilig fortzubewegen, statt sich Zeit zu lassen, können Sie spüren, wenn Sie darauf achten, welche Gedanken, Gefühle und Körperempfindungen mit den unterschiedlichen Tempi einhergehen.

Gelegenheiten, sich im achtsamen Fortbewegen zu üben, sind: Treppen steigen – gehen – Auto fahren – Rad fahren – reisen – von einem Stuhl aufstehen – den Raum wechseln – Sport treiben (z. B. Joggen, Walken, Wandern, Schwimmen oder Reiten).

ANREGUNGEN FÜR DAS ÜBEN

Die folgenden Fragen können Sie beispielsweise beim achtsamen Gehen unterstützen:
Wie ist meine Körperhaltung? – Wo nehme ich während des Gehens Empfindungen von Druck und Berührung wahr? – Wie fühlt sich der Atem an? – Welche Körperempfindungen nehme ich während des Fortbewegens wahr? – Bleiben diese gleich oder verändern sie sich? – Wie fühlen sich meine Füße an? – Wie meine Beine? – Wie fühlt sich der Boden unter meinen Füßen an? –

Welchen Unterschied nehme ich wahr, wenn ich auf Asphalt gehe oder auf Sand oder Gras? – Wie fühlt es sich an, barfuß zu gehen, im Gegensatz zum Gehen mit Schuhen? – Wie ist meine Stimmung? – Wie ist mein Tempo? – Macht es einen Unterschied, ob ich in Eile bin oder mir Zeit lasse? – Wo sind meine Gedanken: da, wo ich mich gerade befinde, oder schon vorausgeeilt an mein Ziel?

In-der-Natur-Sein als achtsame Alltagspraxis

Das Wahrnehmen eines zuvor ausgewählten Geräusches kann für uns zu einer Glocke der Achtsamkeit werden, die uns daran erinnert, einen Moment innezuhalten.

Das In-der-Natur-Sein bildet den Gegenpol zum Stadtleben, in dem die Menschen vielen Reizen gleichzeitig ausgesetzt sind. Sich achtsam in der Natur aufzuhalten, ermöglicht Ihnen, zur Ruhe zu kommen, für sich selber zu sorgen und aufzutanken. Die Natur hält einen großen Erfahrungsraum bereit, der auf vielfältige Weise die Sinne anspricht und zum Staunen einlädt. Sie können einzelne Details wahrnehmen oder Ihren Blick weit und offen werden lassen für das gesamte Landschaftspanorama. Zwischendurch können Sie immer wieder für einige Augenblicke die Augen schließen und schauen, ob sich Ihre Wahrnehmung anschließend verändert hat. Während Sie die Natur achtsam mit allen Sinnen erfassen, können Sie Ihr Gewahrsein auf den Atem und auf Gedanken, Gefühle und Körperempfindungen ausrichten – und vorhandene Anspannung sanft loslassen. Auch im Rahmen dieses Übungsfelds geht es darum, den gegenwärtigen Augenblick so anzunehmen, wie er sich gerade gestaltet, ohne ein bestimmtes Ziel erreichen zu wollen.

Gelegenheiten, sich im achtsamen In-der-Natur-Sein zu üben, sind: spazieren gehen – wandern – das Betrachten von Pflanzen, Tieren, Steinen oder des Himmels – das Lauschen auf das Rauschen des Windes, das Plätschern von Wasser oder das Summen einer Biene – das Spüren von Sonnenstrahlen oder Regentropfen auf der Haut – barfuß laufen auf einer Wiese oder am Strand – das Riechen an Blumen und Pflanzen – das Ertasten von Naturgegenständen wie eine Feder, ein Stück Holz, eine Muschel oder ein Stein – das Wahrnehmen von Farben, Formen und Mustern in der Natur – das Bemerken des stetigen Wandels innerhalb der einzelnen Jahreszeiten.

ANREGUNGEN FÜR DAS ÜBEN

Was sehe, höre, rieche oder ertaste ich? – Wie würde ich diese Empfindung jemandem beschreiben, der gerade nicht anwesend ist? – Welche Gedanken und Gefühle nehme ich wahr? – Wie nehme ich meine Bewegungen wahr? – Und wie den Atem? – Was spüre ich, wenn ich stehen bleibe und innehalte? – Wie fühlt sich der Boden unter meinen Füßen an? – Was nehme ich wahr, wenn ich einzelne Details betrachte? – Und was, wenn ich meinen Blick weit werden lasse? – Bin ich in Eile? – Bin ich wirklich in diesem Moment anwesend?

Eine Erweiterung dieser Übungspraxis besteht darin, das Augenmerk auf einen Sinn zu begrenzen. Beispielsweise können Sie Ihr Sehen für eine Weile lediglich auf das Wahrnehmen von Farben, Formen, Mustern und Bewegungen begrenzen – um anschließend den Unterschied wahrzunehmen zu der Art und Weise, wie Sie üblicherweise Ihre Umgebung betrachten und wahrnehmen. Oder Sie können das Hören zum Achtsamkeitsobjekt machen und Geräusche sozusagen in ihren Eigenschaften wahrnehmen. Richten Sie dazu Ihre Aufmerksamkeit auf Muster von Klängen und Tönen, auf den Rhythmus, auf Veränderungen von einem Moment zum anderen, indem die Geräusche lauter oder leiser werden, näher kommen, sich entfernen oder verstummen. Möglichkeiten dazu bieten Ihnen die Schritte einer Person, die gerade an Ihnen vorübergeht, das Bellen eines Hundes oder das Geräusch eines Flugzeugs. Auch diese Übungen unterstützen Sie darin, die Wahrnehmung für den gegenwärtigen Moment zu schärfen.

WEITERE IMPULSE, UM ACHTSAMKEIT IM ALLTAG ZU ÜBEN

Übergänge im Alltag bewusst wahrnehmen und innehalten: beim Wechseln des Raumes – beim Beenden einer Tätigkeit – beim Aufstehen am Morgen oder beim Zubettgehen am Abend – beim Ankommen an einem Ort – beim Beginn der Arbeit – beim Beenden einer Pause – beim sich Verabschieden von einer anderen Person – beim Wechsel vom Gehen zum Stehen, zum Sitzen oder zum Liegen.

Wartesituationen als Einladung zum Innehalten verstehen: das Stehen an einer roten Ampel oder in einer Warteschlange – das Hochfahren des PCs – das Warten auf einen Bus oder eine Bahn – der Aufenthalt im Wartezimmer beim Arztbesuch – das mit dem Auto im Stau Stehen.

Geräusche als Glocke der Achtsamkeit auswählen: Telefonklingeln – Autohupen – Martinshorn – Vogelzwitschern – Kirchenglocken – Türenknallen – Schritte einer vorbeigehenden Person oder im Treppenhaus – Windrauschen.

Routine im Alltag verändern: einen anderen Platz am Tisch einnehmen – eine andere Strecke für den Nachhauseweg auswählen – ein anderes Fortbewegungsmittel benutzen – in einem unbekannten Geschäft Lebensmittel einkaufen – ein neues Gericht ausprobieren – sich ein neues Duschgel kaufen – die Treppe benutzen statt den Fahrstuhl.

Automatische Verhaltensimpulse bemerken: z. B. das Konsumieren von TV, PC, Smartphone, Süßigkeiten oder Alkohol – und sich fragen, ob Sie diesen Impulsen wirklich Folge leisten wollen und ob diese Sie wirklich nähren.

Eigene Ideen:

Worauf es auf dem Übungsweg ankommt

Nach dem Sie nun schon viele Erfahrungen mit der Alltagspraxis sammeln konnten, möchte ich mich an dieser Stelle einigen für den Übungsweg wichtigen Aspekten zuwenden. Vielleicht haben Sie längst bemerkt, dass jenseits der Übungen, die ich Ihnen beschrieben habe, jeder Moment des Alltags Ihnen die Möglichkeit bietet, Achtsamkeit zu üben. Dennoch können wir Achtsamkeit nicht ein für alle Mal als bleibenden Zustand erreichen, denn sie ist nie von Dauer, sondern erschließt sich uns in jedem Moment neu. Das Praktizieren von Alltagsachtsamkeit eröffnet uns einen Erfahrungsraum, der uns einlädt, mit dem Leben in Kontakt zu sein, so wie es sich gerade ereignet. Das ermöglicht uns, aus dem Autopilot-Modus auszusteigen, den Sog eingefahrener Gewohnheiten zu erforschen und vertraut zu werden mit inneren Mustern und Stolpersteinen. Mit der Zeit lernen wir zu unterscheiden, was Konzepte sind und was die eigentliche Erfahrung. Das In-Kontakt-Sein mit der unmittelbaren Erfahrung und das Loslassen von Vorstellungen, wie sich diese optimalerweise gestalten sollte, öffnet uns die Tür, uns mit dem uns innewohnenden Potenzial zu verbinden, welches immer wieder aufs Neue darauf wartet, entdeckt zu werden.

Während wir Achtsamkeit üben, sind wir aufgefordert, den Zustand der Präsenz aufrechtzuerhalten, ohne uns zu sehr anzustrengen oder innerlich aus der Übung auszusteigen. Um Achtsamkeit zu einer vertrauten Wegbegleiterin werden zu lassen, benötigen wir inmitten des Alltagstrubels Freiräume, in denen wir uns immer wieder daran erinnern und ermutigen zu üben. Dazu kann es unterstützend sein, sich von Zeit zu Zeit zu fragen: »Welche Art von Entschiedenheit braucht es, damit ich wirklich kontinuierlich übe?« Auch Ihr tiefster Grund, warum Sie sich mit Achtsamkeit beschäftigen, den Sie am Anfang dieses Buches näher erforscht haben, kann zu einem Anker Ihrer Übungspraxis werden. Letztendlich ist das Üben von Achtsamkeit ein lebenslanges Abenteuer, das niemals aufhört. Und zu einer Abenteuerreise gehört, dass wir lernen, uns von Hindernissen, die uns unterwegs begegnen, nicht davon abhalten lassen, unseren Weg weiterzugehen. Mehr dazu, was Sie unterstützen kann, regelmäßig zu üben und Hindernisse zu bewältigen, finden Sie ab Seite 106.

Ausflug in die Meditationspraxis

Neben der Alltagspraxis, die im Übrigen auch als informelle Praxis bezeichnet wird, bietet die formelle Achtsamkeitspraxis Ihnen ein weiteres Übungsfeld. Diese umfasst eine Reihe von Meditationsübungen, für die es erforderlich ist, sich außerhalb der Alltagsaktivitäten Freiräume zum Üben zu schaffen. Weiter vorne auf Seite 28 habe ich Ihnen bereits eine kurze Atemmeditation vorgestellt. An dieser Stelle des Weges möchte ich Ihnen einen kleinen Überblick über die Achtsamkeitsmeditation innerhalb der Achtsamkeitsbasierten Kognitiven Therapie geben. Frei nach dem Motto *»Es hat noch niemand Klavier spielen gelernt, indem er ein Buch darüber las«* habe ich bewusst auf längere Anleitungen verzichtet. Sollten die nachfolgenden Informationen Ihr Interesse an der Meditation wecken, empfehle ich Ihnen, sich für das Erlernen eine persönliche Begleitung zu suchen. Nähere Informationen dazu finden Sie am Ende dieses Buches.

Ebenso wie in der Alltagspraxis geht es in der Achtsamkeitsmeditation darum, jedem Moment die volle Aufmerksamkeit zu schenken, wahrzunehmen, was ist, und allen Empfindungen mit einer offenen, wachen und freundlichen Aufmerksamkeit zu begegnen. Ein Kernpunkt der Übungspraxis besteht darin, sich immer wieder neu auf ein Meditationsobjekt zu fokussieren. Beispielsweise auf den Atem, indem Sie erspüren, wie die Luft von Moment zu Moment in den Körper hinein- und wieder hinausströmt, und damit verbundene körperliche Empfindungen wahrnehmen. Ablenkung und Widerstände zu bemerken und, statt abzuschweifen und sich in Gedanken oder Gefühlen zu verlieren, in diesen Momenten immer wieder aufs Neue zum Meditationsobjekt zurückzukehren, unterstützt die eigene Zentriertheit.

Sich regelmäßig, am besten täglich, Zeit zu nehmen, um zu meditieren, stärkt sozusagen den Achtsamkeitsmuskel und damit die Fähigkeit, im Alltag präsent zu sein. Bezogen auf die Bewältigung von Depressionen fördert regelmäßiges Meditieren unsere Fähigkeit, in der gegenwärtigen Erfahrung zu verweilen und unangenehme Empfindungen, Gedanken und Gefühle anzuerkennen, ohne uns von ihnen vereinnahmen zu lassen. Auf den folgenden Seiten erhalten Sie einen Überblick über die verschiedenen formalen Übungen in der Achtsamkeitsbasierten Kognitiven Therapie.

Einstieg in die Meditation

So wie es gerade möglich ist: eine würdevolle und gleichzeitig entspannte Haltung einnehmen – in der Meditationshaltung ankommen – den Körper als Ganzes spüren – überflüssige Anspannung innerlich loslassen – eine achtsame, präsente Haltung einnehmen (wach, offen, neugierig und wohlwollend) – sich beim Atem sammeln.

Bodyscan

Einstieg im Liegen oder Sitzen wie oben beschrieben – mit der Aufmerksamkeit langsam einmal durch den ganzen Körper wandern und Empfindungen wie z. B. Wärme, Kälte, ein Kribbeln oder Druck in den einzelnen Körperteilen und -partien erspüren – zum Abschluss noch einmal spüren, wie der Atem den ganzen Körper durchströmt.

Sitzmeditation

Einstieg im Sitzen wie oben beschrieben – Gewahrsein (Aufmerksamkeit) immer wieder neu auf das ausrichten, was von einem Moment zum anderen entsteht, da ist und wieder vergeht: Atemempfindungen, Bewusstsein für den Körper als Ganzes, einzelne Körperempfindungen, Geräusche, Gedanken, Gefühle – zum Abschluss noch einmal zur Wahrnehmung des Atemflusses zurückkehren.

Achtsames Bewegen

Einstieg im Liegen oder Stehen wie oben beschrieben – im Rahmen von einfachen, sanften Körperübungen aus dem Hatha-Yoga in Kontakt sein mit: Bewegungsabläufen, Atemfluss, Körperempfindungen – den einzelnen Bewegungen nachspüren, Veränderungen wahrnehmen bezogen auf den Körper und Atem – zum Abschluss noch mal den Körper als Ganzes und den Atemfluss spüren.

Gehmeditation

Einstieg im Stehen wie oben beschrieben – den Kontakt der Füße mit dem Boden spüren – das Gewicht auf ein Bein verlagern – den anderen Fuß langsam vom Boden abheben, wieder aufsetzen und abrollen – mit dem nächsten Schritt so fortfahren und eine Strecke von wenigen Metern zurücklegen – am Ende der Strecke innehalten und sich langsam und bewusst umdrehen – mit der Gehmeditation in entgegengesetzter Richtung fortfahren – zum Abschluss noch einmal die Füße, den Körper als Ganzes und den Atemfluss spüren.

Während des Meditierens

Beim Meditationsobjekt verweilen – in Kontakt sein mit der Erfahrung des gegenwärtigen Moments (Atem, Körperempfindungen, Gedanken und Gefühle) – hinspüren und wahrnehmen, ohne zu bewerten oder nachzudenken – bemerken, wenn der Geist sich zerstreut – Gedanken immer wieder ziehen lassen wie Wolken am Himmel und anschließend mit dem Gewahrsein zum Meditationsobjekt (z.B. die Körperempfindungen oder das Gehen) zurückkehren – Atem als Anker – annehmen und akzeptieren, was ist.

4

Innere Wegbegleiter der Achtsamkeitspraxis

Achtsamkeit ist viel mehr als reine Aufmerksamkeit und Präsenz. Erst die ihr innewohnenden Qualitäten machen sie zu einer heilsamen Kraft. Diese sind zugleich der Nährboden, auf dem die Achtsamkeit gedeiht, als auch die Blumen, die darauf wachsen.

In diesem Buchabschnitt möchte ich Ihnen einen Einblick vermitteln in die Qualitäten einer achtsamen inneren Haltung. Zu ihnen gehören: der Anfängergeist, Nicht-Streben, Nicht-Urteilen, Akzeptanz, Loslassen, Geduld, Selbstmitgefühl und Vertrauen. Alle diese Qualitäten sind in jedem Menschen angelegt, doch im Alltagsleben wird ihnen oft nur wenig Bewusstsein entgegengebracht, sodass sie häufig verkümmern. Das Praktizieren von Achtsamkeit bietet eine Möglichkeit, sie als deren Wegbegleiter wieder mehr in das eigene

Leben zu integrieren. Indem wir uns in achtsamer Präsenz üben, kultivieren und stärken wir diese Qualitäten in uns und lassen sie sich neu entfalten und sozusagen »aufblühen«. Fast alle hier beschriebenen Wegbegleiter der Achtsamkeit gehen zurück auf Jon Kabat-Zinn, einzig die Qualität des Selbstmitgefühls habe ich selbst hinzugefügt, da diese im Rahmen der achtsamkeitsbasierten Verfahren in den letzten Jahren an Bedeutung zugenommen hat. Selbstmitgefühl ermöglicht uns einen wertschätzenden und liebevollen Umgang mit uns selbst (mehr dazu ab Seite 88).

Anfängergeist

Mich immer wieder aufs Neue
ans Staunen erinnern

Als Wegbegleiter der Achtsamkeit ermutigt uns der Anfängergeist, unseren Erfahrungen mit Offenheit und Neugierde zu begegnen, so als würden wir das, was wir gerade machen, zum allerersten Mal erleben, auch dann, wenn wir bereits über ein breites Spektrum an Vorerfahrungen verfügen. Eine Möglichkeit besteht beispielsweise darin, ein Ihnen bekanntes Nahrungsmittel auf eine Art und

Weise zu essen, als würden Sie es nicht kennen. Als würden Sie beispielsweise einen Apfel zum allerersten Mal in den Händen halten, berühren und betrachten. Als würden Sie zum ersten Mal an ihm riechen und seinen Geschmack und seine Konsistenz erforschen, während Sie ihn essen. – Probieren Sie es einmal aus: Wie haben Sie sich darauf einlassen können? Was sind Ihre Erfahrungen mit diesem Experiment? Was haben Sie möglicherweise Neues für sich entdecken können? – Und wie unterscheiden sich diese Erfahrungen von Ihrer gewohnten Art und Weise, einen Apfel zu essen?

Lassen Sie uns nun noch umfassender betrachten, was es mit dem Anfängergeist auf sich hat. Kinder sind mit ihm oft stärker verbunden als Erwachsene. Beim Spielen entdecken sie die Welt jeden Tag neu. Als Erwachsene sind wir geprägt von Erfahrungen und Meinungen. Nicht selten betrachten wir alles sozusagen immer wieder durch dieselben, von unseren Vorerfahrungen einfärbten Brillengläser. Diese Gläser trüben nicht nur unsere Wahrnehmung, sondern lassen unser Leben auf die Dauer auch eintönig und damit langweilig erscheinen.

Der Geist des Anfängers befähigt uns, diese Brille abzusetzen, uns also von unseren Wahrnehmungs- und Denkgewohnheiten zu lösen. Wenn wir statt mit Erwartungen und Vorurteilen mit Neugierde,

Offenheit und Klarheit auf die Welt schauen, wird unser Leben lebendiger und reicher. ***Wenn wir uns immer wieder aufs Neue darin üben, im Anfängergeist zu verweilen, eröffnet sich uns die Möglichkeit, dem gegenwärtigen Moment, uns selber und anderen mit Unvoreingenommenheit, Wohlwollen und Interesse zu begegnen. Wir lernen zu verstehen, dass jeder Augenblick unseres Daseins einzigartig ist, und entdecken somit den Reichtum, der in ihm steckt.***

Diese Erkenntnisse ermöglichen es uns, uns von der Überzeugung zu lösen, unsere Sichtweisen entsprächen der Realität. Wir werden empfänglich für neue Erfahrungen und kommen in Kontakt mit der Fülle des Augenblicks. Auch wenn wir in unserem Leben bereits viel Unterschiedliches erlebt haben, so gibt es doch noch vieles mehr, was uns unbekannt ist. Denn kein Moment gleicht dem anderen. Der Zen-Meister Shunryu Suzuki drückt es mit folgenden Worten aus: »Im Geist des Anfängers gibt es viele Möglichkeiten, im Geist des Experten nur wenige.« In diesem Sinne wünsche ich Ihnen, dass Sie Ihren Erfahrungen im Üben von Achtsamkeit immer wieder neu mit dem Geist des Anfängers begegnen.

Nicht-Streben

Mich auf den Rhythmus
des Lebens einlassen

Viele Menschen sind überzeugt davon, einzig ihr Streben halte sie am Leben. Wenn wir aus dem Blickwinkel der Achtsamkeit auf die Qualität des Nicht-Strebens schauen, bedeutet dieses nicht, dass wir uns keine Ziele setzen sollen. Auch an Entschiedenheit sollte es uns nicht fehlen, uns für unser eigenes und das Wohlergehen anderer einzusetzen. Vielmehr geht es darum, dass wir tagtäglich eine Fülle von Vorstellungen und Erwartungen in uns tragen: an uns selber, an unsere Mitmenschen, an das Leben. Oft sind wir innerlich stark darauf ausgerichtet, dass sich unser Gegenüber in einer ganz bestimmten Weise verhalten soll oder die Dinge so oder so zu geschehen haben. Dadurch verlieren wir nicht selten das gegenwärtige Erleben aus dem Blick. Erfüllen sich unsere Erwartungen nicht, reagieren wir niedergeschlagen, enttäuscht oder frustriert. In der Folge entstehen innere Konflikte, die sich zu negativen Gedankenspiralen verdichten und dadurch die Entstehung einer Depression begünstigen können.

Sich in der Qualität des Nicht-Strebens zu üben

bedeutet, der gegenwärtigen Erfahrung zu erlauben, so zu sein, wie sie ist, ohne sie verändern zu wollen. Diese Qualität unterscheidet sich deutlich von der Trägheit, mit der sie immer wieder verwechselt wird. Nicht-Streben ist ein aktiver Prozess, der darauf abzielt, den gegenwärtigen Augenblick vollständig zu erfassen, ohne ihm etwas hinzuzufügen. Es geht darum, nichts erzwingen zu wollen und das eigene Wunschdenken loszulassen. Wir lassen davon ab, inneren und äußeren Idealen entsprechen zu wollen. Im Nichts-erzwingen-Wollen erkennen wir uns und andere an, wie wir bzw. sie sind, jenseits aller Erwartungen und Vorstellungen.

Möglicherweise ertappen Sie sich dabei, wie Sie während des Lesens in diesem Buch darüber nachdenken, was Sie in Bezug auf den achtsamen Umgang mit Depressionen bereits alles erreicht haben oder noch erreichen wollen. Vielleicht fragen Sie sich, ob und wie Ihnen die Lektüre und die Übungen helfen können, in der Zukunft weniger an Depressionen zu leiden, oder Sie denken darüber nach, was die Übungen im Einzelnen bewirken. Das ist verständlich, schließlich wollen Sie ja lernen, anders als bisher mit Depressionen umzugehen, damit es Ihnen in Zukunft besser geht. Trotzdem geht es in der Achtsamkeitspraxis da-

rum – auch wenn dies erst einmal befremdlich klingt –, sich darin zu üben, von all diesen Erwartungen und Leistungsgedanken abzulassen.
Jede Übung verläuft anders, und Sie können das Tempo Ihrer Entwicklung auf dem Weg der Achtsamkeit nicht beeinflussen. Ich lade Sie ein, Ihr Üben als ein Experiment anzusehen, dessen vollständiger Nutzen sich Ihnen erst mit der Zeit erschließen wird. Auch diese Haltung unterstützt Sie darin, sich im Nicht-Streben zu üben. Letztendlich ist das Nicht-Streben ein Sich-Anfreunden mit der eigenen Unvollkommenheit jenseits der Perfektionismusfalle, die dem Leben unnötig viel Kraft abverlangt, ohne wirklich zur Zufriedenheit beizutragen.

Nicht-Urteilen

Von Vorstellungen ablassen, wie etwas sein sollte

Wie oft fällt Ihnen auf, wie sehr Ihr Geist ständig damit beschäftigt ist, Sie selber, andere und Ihre Umgebung zu bewerten? Für viele Teilnehmer eines Achtsamkeitskurses ist diese Erkenntnis neu und überraschend. Ihnen war häufig nicht klar, wie stark Zustimmung und Ablehnung das eigene Denken ausfüllen und bestimmen und wie sehr sie dazu neigen, alles zu kategorisieren und in gut, schlecht oder unbedeutend zu unterteilen. Kein Wunder, denn derartige Denkprozesse laufen im Allgemeinen ganz automatisch ab. Obwohl unsere auf diese Weise gefällten Urteile natürlich nicht objektiv sind, führen sie doch dazu, dass wir uns unaufhörlich damit beschäftigen, wie etwas sein oder eben nicht sein sollte. Urteile laden dazu ein, ihnen Glauben zu schenken und damit den eigenen Blickwinkel einzuengen. Dadurch bilden sie einen Nährboden für Ärger und Frustration und können Ablehnung, Unzufriedenheit, Resignation, Versagensgefühle oder Leistungsdruck in uns hervorrufen. Solche Reaktionsmuster verstärken wiederum häufig das depressive Erleben.

Wenn wir uns in der Qualität des Nicht-Urteilens üben, versuchen wir, innere Fixierungen loszulassen, indem wir wahrnehmen, wenn wir unsere Erfahrungen bewerten, und uns darin üben, diesen Impuls zu stoppen. Dabei nehmen wir unseren Gedanken gegenüber die Rolle eines neutralen Beobachters ein. Wir treten innerlich sozusagen einen Schritt zurück, öffnen uns für den gegenwärtigen Moment und ermutigen uns dazu, ihn anzunehmen und willkommen zu heißen – wie auch immer er sich gestalten mag. Letztendlich sind Urteile nichts anderes als Gedanken; wir können sie wahrnehmen, ohne uns weiter mit ihnen zu beschäftigen oder zu identifizieren und ohne unsere Handlungen von ihnen leiten zu lassen. Bezogen auf den Umgang mit Gefühlen wie Traurigkeit, Ärger oder Wut bedeutet das, diese Gefühle willkommen zu heißen, auch wenn wir sie nicht mögen oder als negativ bewerten und sie am liebsten sofort wieder aus dem Haus jagen würden.

Ein häufiges Missverständnis besteht in der Annahme, dass es in der Achtsamkeitspraxis darum gehe, gar nicht mehr zu urteilen. Doch dazu ist kein Mensch in der Lage. Der menschliche Geist ist entwicklungsgeschichtlich darauf ausgerichtet, mögliche Gefahren in seinem Umfeld frühzeitig wahrzunehmen, um sich vor ihnen zu schützen. Dazu ist es erforderlich, einzuordnen, ob etwas bedrohlich erscheint oder nicht. Unseren Vorfahren in früheren Epochen sicherte dieses automatisierte Beurteilungssystem ihr Überleben. Heute vermitteln uns Bewertungen und Urteile ein Gefühl von Sicherheit, da sie uns Orientierung bieten und uns vortäuschen, etwas im Griff zu haben oder kontrollieren zu können. Doch in Wahrheit können wir nicht voraussehen und in letzter Konsequenz auch nicht beeinflussen, wie sich der nächste Moment oder unser weiteres Leben gestalten. Sich stets daran zu erinnern, kann eine Unterstützung sein, um uns in der Qualität des Nicht-Urteilens zu üben. Vergegenwärtigen Sie sich immer wieder, dass nicht erfüllte Erwartungen Frustration erzeugen, welche eine depressive Denkspirale in Gang setzen kann. Versuchen Sie sich immer stärker darüber bewusst zu werden, in welchem Maße Sie dazu neigen, einzelne Übungen als gut, schlecht oder langweilig zu bewerten. Und erinnern Sie sich immer wieder daran, diese Urteile fallenzulassen und erst nach einigen Wochen des Übens Bilanz zu ziehen und zu entscheiden, ob bzw. welche Achtsamkeitsübungen sich für Sie persönlich bewährt haben.

Eigene Urteile als solche wahrzunehmen, ermöglicht Ihnen auch, Ihre Sichtweise zu hinterfragen und Ihren Blickwinkel zu erweitern. Dadurch erhalten Sie die Chance, sich selber und anderen mit mehr Wohlwollen und Offenheit zu begegnen und vielleicht auch etwas zu entdecken, was Ihnen bisher verborgen war. Möglicherweise stellen Sie fest, dass eine Person, die Ihnen auf den ersten Blick eher unsympathisch war, ganz ähnliche Interessen hat wie Sie selber, und Sie kommen miteinander ins Gespräch.

Akzeptanz

Annehmen, was ist – auch wenn ich es gerne anders hätte

In meinen Kursen höre ich von Teilnehmern immer wieder, dass der Begriff Akzeptanz einen negativen Beigeschmack für sie hat. Sie verstehen Akzeptanz als Aufforderung, sich dem Schicksal zu ergeben, die Dinge, die ihnen geschehen, passiv zu erdulden, ohne etwas zu verändern. Das ist ein Missverständnis: Akzeptanz ist nicht mit Resignation gleichzusetzen. Die eigenen Erfahrungen zu akzeptieren heißt nicht automatisch, diese gutzuheißen oder mit ihnen einverstanden zu sein. Wenn Sie sich in Akzeptanz üben, kann das ebenso bedeuten, sich darin zu üben, anzunehmen, dass Sie bestimmte Erfahrungen nicht mögen oder ablehnen – beispielsweise anzuerkennen, dass Sie es nicht mögen, wenn Sie Fehler machen, sich depressiv fühlen oder eine schlechte Nachricht erhalten. Worum es geht, ist, dem Nicht-Mögen keine Bedeutung zuzuschreiben. Dazu zwei Beispiele: »Es darf sein, dass ich es nicht leiden kann, wenn andere bemerken, dass es mir nicht gut geht oder dass ich einen Fehler gemacht habe.« – »Es ist in Ordnung, dass mir diese schlechte Nachricht zu schaffen macht.«

Vielleicht fragen Sie sich jetzt, welchen Unterschied es macht, ob man sich gegen unangenehme Erfahrungen auflehnt oder sie annimmt, wo es doch nichts an der eigentlichen Erfahrung ändert. Aus der buddhistischen Weisheitslehre stammt die Erkenntnis, dass nicht die Erfahrung als solche Leid und Schmerz erzeugt, sondern der Widerstand dagegen, die inneren Verstrickungen und Kämpfe, die durch diesen entstehen. Übertragen auf das Beispiel mit dem eigenen Fehler hieße dies, sich darin üben, zu akzeptieren, dass es zum Menschsein dazugehört, Fehler zu machen. Letztendlich kann Akzeptanz Sie also darin unterstützen, schwierige Erfahrungen wohlwollend anzunehmen, ohne sich von ihnen vereinnahmen zu lassen oder sich mit ihnen zu identifizieren. Dies bezieht sich auch auf Ihre Haltung negativen Stimmungen und Depressionen gegenüber.
In seinem Standardwerk *Gesund durch Meditation* spricht Jon Kabat-Zinn davon, dass die bewusste Kultivierung von Akzeptanz ein Klima schafft, in dem Heilung stattfinden kann. Akzeptanz bildet die Grundlage für einsichtiges und entschlossenes Handeln. Sie können sich selber dadurch besser kennenlernen und üben, sich zu akzeptieren, wie Sie wirklich sind – und nicht, wie Sie in Ihrer Idealvorstellung gern wären. Ferner können Sie

lernen, sich selber mitfühlend zu begegnen, wenn Sie sich unzulänglich fühlen. ***Durch die Kultivierung von Selbstakzeptanz kann ein innerer Freiraum entstehen, der es Ihnen ermöglicht, innezuhalten und einen Perspektivenwechsel zu vollziehen. Dadurch kann es Ihnen gelingen, besser mit den eigenen ungeliebten Anteilen umzugehen.*** Beispielsweise hören Sie auf, sich den Urteilen des inneren Kritikers hinzugeben und sich für eigene Schwächen abzuwerten. Sich in Akzeptanz zu üben, kultiviert einen Nährboden, auf dem inneres Wachstum stattfinden kann.

Loslassen

Mich in Gelassenheit üben und
Wandel anerkennen

Da Loslassen als Begrifflichkeit innerhalb des letzten Jahrzehnts meines Erachtens ziemlich überstrapaziert wurde, spreche ich in diesem Zusammenhang gerne auch von Gelassenheit. Wenn wir uns in Gelassenheit üben, setzt das voraus, dass wir zuvor wirklich in Kontakt mit dem waren, was wir loslassen möchten. Denn wie wir bereits im Zusammenhang mit der Qualität der Akzeptanz erfahren haben, üben wir, wenn wir Achtsamkeit praktizieren, uns auf den gegenwärtigen Moment einzulassen, wie auch immer sich dieser gestaltet. Wir lassen ab von unseren Erwartungen und Vorstellungen, wie etwas sein sollte, und nehmen stattdessen wahr, wie es ist. Das schließt mit ein, dass wir versuchen, unliebsame Erfahrungen, Gedanken und Gefühle willkommen zu heißen und gedankliche Verzerrungen, wie sie an anderer Stelle kurz benannt wurden, zu erkennen. Auf diese Weise steuern unsere Vorlieben und Abneigungen nicht länger unsere Handlungen; wir hören auf, Dinge erzwingen zu wollen. Dadurch öffnen wir unsere Wahrnehmung auch für den ständigen Wandel von Erfahrungen. Häufig ist nicht das, was wir erleben, das eigentlich Schwierige, sondern wie wir es bewerten und wie sehr wir uns mit unseren Erfahrungen identifizieren. Sicher haben Sie schon einmal erlebt, dass Sie auf eine nahezu identische Situation in unterschiedlicher Weise reagiert haben, je nachdem, in welcher inneren Verfassung Sie sich gerade befunden haben. Indem wir unsere Bewertungen und Erwartungen loslassen, können sich Einsicht, Verständnis und ein innerer Freiraum in uns entwickeln.

Bezogen auf den Umgang mit Depressionen bedeutet Gelassenheit, depressives Denken als sol-

ches wahrzunehmen, ohne sich mit dem Gedankenkreisen zu identifizieren. Für eine Depression sind Gedankenschleifen wie diese typisch: »Warum soll ich mich aufraffen, mich mit meinen Freunden zu treffen, das bringt doch nichts, hinterher fühle ich mich auch nicht besser. In dieser Stimmung kann ich mich sowieso niemandem zumuten. Das führt nur dazu, dass ich den anderen eine Last bin. Ich bleibe besser zu Hause, meine Freunde zu treffen hat wirklich keinen Sinn.« In solch einem Moment ist es hilfreich, sich zu vergegenwärtigen, dass diese Gedanken keine Tatsachen darstellen, sondern lediglich Teil eines depressiven Denkstils sind – auch wenn es in der Situation selbst schwerfällt, daran zu glauben. Erinnern Sie sich in so einem Augenblick daran, welches Verhalten zur Bewältigung der Depression hilfreich sein könnte. Beispielsweise: »Es hilft mir, der Depression entgegenzuwirken, wenn ich etwas mit meinen Freunden unternehme. Dies tut mir eigentlich gut, auch wenn ich das gerade nicht so stark wie sonst empfinden kann.«

Bildlich gesprochen ist dieses Loslassen wie das Öffnen einer Faust, die etwas freigibt, das man zuvor mit sehr viel Anstrengung festgehalten hat. Ohne dass wir zuerst wahrnehmen, was uns schwerfällt oder belastet, ist Loslassen nicht möglich.

Bezogen auf die Achtsamkeitspraxis kann man zum Beispiel Vorstellungen darüber loslassen, wie eine Übung idealerweise verlaufen sollte. So kann die von Ihnen als angenehm bewertete Empfindung des Entspanntseins dazu führen, dass Sie fortan wünschen, sich beim Üben von Achtsamkeit immer genauso entspannt zu fühlen. Auch die Enttäuschung, die entstehen kann, wenn sich eigene Erwartungen nicht erfüllen, und die damit einhergehende Selbstverurteilung stellen gute Übungsobjekte für die Praxis Gelassenheit dar. Sie bietet Ihnen zudem die Gelegenheit, sich in Offenheit und Selbstfreundlichkeit zu üben.

Geduld

Mich auf den Rhythmus des Lebens einlassen

Einer meiner Teilnehmer konnte im Erforschen der Geduld für sich entdecken, dass diese für ihn über lange Zeit in Vergessenheit geraten war, weil er sich so stark mit seiner Ungeduld identifiziert hatte. Ich vermute, so wie ihm geht es vielen Menschen in unserer heutigen Zeit. Ungeduld hat die Eigenschaft, schnell von uns Besitz zu ergreifen. Ausgerichtet auf das, was wir alles am liebsten

schon gestern erreicht hätten, verlieren wir aus dem Blick, mit uns selber und anderen Geduld zu entwickeln. Besonders dann, wenn es um etwas geht, was wir nicht beschleunigen können oder über das wir keine Kontrolle haben. Dazu gehört auch, dass wir nicht vorhersagen können, wie lange es braucht, bis wir spüren, dass uns das Praktizieren von Achtsamkeit hilft, beispielsweise bezogen auf die Bewältigung von Depressionen.
Was meinen wir genau, wenn wir über Geduld sprechen? Geduldig zu sein heißt, den Gleichmut und die Ausdauer zu besitzen, um die natürliche Entwicklung der Dinge abwarten zu können und ihnen die Zeit zu lassen, die sie brauchen. Geduld basiert auf Milde und Freundlichkeit – auch sich selber gegenüber. Wenn Sie beispielsweise bemerken, dass Sie während der Achtsamkeitsübung abgelenkt sind – weil Sie von Gedanken fortgetragen werden oder Unruhe, Frustration oder Langeweile verspüren und den Impuls haben, die Übung abzubrechen –, hilft Ihnen Geduld, dem zu widerstehen, sich sozusagen von sich selber nicht alles gefallen zu lassen. Durch die Kultivierung von Geduld entsteht Raum für Erfahrung und Wachstum.
Die Geduld, die Sie beim Üben dem unruhigen Geist gegenüber aufbringen, lässt sich vergleichen mit der, die erforderlich ist, um einen jungen Wel-

pen erziehen. Auch der Welpe wird trotz Ihres freundlichen Bemühens immer wieder seinem eigenen Spieltrieb folgen und nur langsam lernen, Ihnen zu folgen. Wenn der Geist beim Üben zu wandern beginnt, können Sie sich ermutigen, ihn immer wieder geduldig zum gegenwärtigen Moment zurückzubringen, beispielsweise indem Sie Ihren Atem spüren, der in seinem eigenen Rhythmus fließt, ohne dass Sie etwas dazu beitragen müssen.

Sind Sie während des Praktizierens immer wieder von Ungeduld getrieben, können Sie diese näher erforschen und entdecken, was sich dahinter verbirgt. Sie können lernen wahrzunehmen, welche Gedanken und Erwartungen Sie in die Unruhe hineinführen, und diese anschließend weiterziehen lassen wie Wolken am Himmel.

Übertragen auf den Umgang mit Depressionen heißt dies, sich darin zu üben, geduldig wahrzunehmen, wenn Gedanken auftauchen, die Sie in einen Strudel des depressiven Denkens hineinführen, ohne diesen Gedanken Folge zu leisten und sich in sie zu verstricken. So können Sie einüben, aus negativen und verzerrten Gedankenschleifen auszusteigen und eine neue Perspektive einzunehmen, die Ihren Handlungsspielraum im Umgang mit der Depression erweitert.

Auch wenn Sie sich einmal eine Zeit lang nicht in Achtsamkeit geübt haben, möchte ich Sie ermuntern, geduldig mit sich selber zu sein und immer wieder den Mut zu fassen, neu anzufangen. Auch auf diese Weise werden Sie mit der Zeit mehr und mehr die Fülle des Potenzials erfahren, welches das Üben von Achtsamkeit für Sie bereithält.

Selbstmitgefühl

Mir selber auch in schwierigen Zeiten
ein guter Freund/eine gute Freundin sein

Depressionen führen bei vielen Betroffenen zu selbstabwertenden Gedanken, Scham und Versagensgefühlen. Diese wirken sich negativ auf das Selbstwerterleben aus. Vielleicht haben Sie schon einmal bemerkt, dass es Ihnen viel schwerer fällt, sich selber in solchen Momenten der Selbstabwertung mitfühlend zu begegnen als einer anderen Person in einer ähnlichen Situation. Wie schon gesagt, ist unser Gehirn entwicklungsgeschichtlich darauf programmiert, sich auf das Negative auszurichten und nach Gefahren Ausschau zu halten. Sicherte dieses gedankliche Muster unseren Vorfahren ihr Überleben, führt es heute zu einer Selbstverurteilungstendenz. Grüblerische Gedanken verstärken inneren Schmerz und damit auch Depressionen. Aus unserer eigenen Unzufriedenheit heraus verurteilen wir uns selber. Gleichzeitig spüren wir den Schmerz, den wir uns mit dieser kritischen Haltung zufügen. Wir wollen nicht so sein, wie wir sind, und werden daher sozusagen selber zu einem Problem, das gelöst werden muss. Selbstmitgefühl zu kultivieren hilft uns, aus diesem inneren Kreislauf auszusteigen.

Freundlichkeit sich selbst gegenüber ist eine Basis von Selbstmitgefühl. Sie üben sich in Selbstmitgefühl, indem Sie belastende Gedanken und Erfahrungen wahrnehmen und anerkennen und sich selber dabei Freundlichkeit und Mitgefühl entgegenbringen, anstatt sich Vorwürfe zu machen und sich durch Selbstkritik zu entwerten. Mit zunehmender Übungspraxis können Sie Schritt für Schritt lernen, auf Ihren eigenen emotionalen Schmerz genauso einfühlsam zu reagieren wie auf den einer guten Freundin. Indem Sie sich selber Mitgefühl und Trost entgegenbringen, helfen Sie sich, belastende Emotionen zu regulieren.

Dazu ein Beispiel: Nehmen wir an, Sie hätten Streit mit Ihrer Tochter gehabt. So können Sie sich in dieser Situation Selbstmitgefühl entgegenbringen: »Das ist jetzt wirklich ein schwieriger Moment für mich. Ich spüre, wie sehr mich die Gedanken über den Streit mit meiner Tochter belasten und mir Kummer bereiten. Damit bin ich nicht alleine. Viele Mütter und Väter auf dieser Welt machen gerade eine ähnliche Erfahrung. Wie kann ich jetzt gut für mich sorgen?«

Diese Freundlichkeit sich selber gegenüber befähigt Sie, sich nicht in grüblerische, sorgenvolle Gedanken zu verstricken, sondern diese nur wahrzunehmen, einen Schritt zurückzutreten und sich selbst mit Mitgefühl zu begegnen. Selbstmitgefühl aktiviert das innere Beruhigungssystem, wie Paul Gilbert es nennt, und lässt Sie emotionalen Schmerz als weniger bedrohlich erleben. Indem Sie wie eine liebende Mutter ihre Kinder alle Ihre inneren Anteile umarmen, können Sie lernen, auch in belastenden Momenten Ihres Lebens in Frieden mit sich zu sein. Da Selbstmitgefühl dazu beiträgt, widerstandsfähiger gegenüber Stress und negativen Emotionen zu werden, kann es Ihre Lebenszufriedenheit und Ihr Wohlbefinden steigern. Denken Sie daran: Mehr Selbstmitgefühl zu entwickeln, braucht ebenso viel Zeit und Übung wie das Stärken von Achtsamkeit. Da wir es häufig nicht gewohnt sind, uns selber auf diese liebevolle und fürsorgliche Weise zuzuwenden, kann es sich mitunter zunächst einmal schmerzhaft anfühlen. Auch an dieser Stelle gilt das Prinzip der kleinen Schritte. Zusätzlich kann professionelle Begleitung auf diesem Weg sehr ratsam sein (siehe Informationen im Anhang).

Vertrauen

Mich auf Herausforderungen einlassen,
ohne zu wissen, was mich erwartet

Vertrauen bildet letztendlich die Grundlage für alle anderen Qualitäten der Achtsamkeit und wird gleichzeitig durch diese gestärkt. Vertrauen heißt, dem gegenwärtigen Moment Offenheit entgegenzubringen, sich auf Einsicht und Wandlung einzulassen. So können wir in Kontakt kommen mit unseren inneren Erfahrungen.
Mangelndes Vertrauen, in Verbindung mit Zweifeln und der Angst, Fehler oder negative Erfahrungen zu machen, kann uns lähmen. Vertrauen in uns selber zu entwickeln, ermöglicht uns, den Unwägbarkeiten des Lebens gegenüber eine wohlwollende Haltung einzunehmen. ***Im Zusammenhang mit einer Depression kann Vertrauen Sie darin unterstützen, den Weg heraus aus der Depression zu bewältigen – sogar dann, wenn er Ihnen wie eine***

undurchquerbare Wüste vorkommt. Indem Sie lernen, Auslöser depressionsfördernder Gedanken frühzeitig zu erkennen und Grübelschleifen zu unterbrechen, können Sie schrittweise immer mehr Vertrauen entwickeln, dass Sie den Wüstenstrecken Ihres Lebens gewachsen sind. Dadurch kommen Sie in die Lage, sich mit unliebsamen Gefühlen auseinanderzusetzen und diesen weniger Macht über sich einzuräumen.

Beispiel: Die Erfahrung, dass es Ihnen möglich ist, wahrzunehmen, wenn Sie sich in negativen Gedanken verlieren, kann Sie stärken und Ihnen Gelegenheit geben, diese Gedankenschleifen zu unterbrechen. Indem Sie üben, Schritt für Schritt darauf zu vertrauen, dass Sie in der Lage sind, in schwierigen Situationen Lösungen zu finden, können Sie Entlastung erfahren. Diese innere Haltung gibt Versagensgedanken weniger Ladung und Macht und versetzt Sie in die Lage, selbstwirksam zu handeln.

Je größer unser Vertrauen wird, desto mehr betrachten wir Texte oder Vorbilder bezogen auf Achtsamkeit lediglich als Anregung, um unsere eigenen Erfahrungen zu sammeln. Wir fühlen uns in unserem Vorankommen nicht mehr abhängig von ihnen. Mit der Zeit können wir so zu der Erkenntnis gelangen, dass alles, wonach wir im Au-

ßen suchen, bereits in uns selber angelegt ist, und immer mehr Vertrauen in unser Dasein entwickeln. In diesem Sinne ist Vertrauen wie ein wärmender Mantel, der uns schützt, wenn die Stürme des Lebens über uns hinwegbrausen.
Am Ende dieses Kapitels möchte ich Ihnen noch eine Möglichkeit aufzeigen, wie uns die Begleiter der Achtsamkeit in einer schwierigen Situation zur Seite stehen können.

SELBSTERKUNDUNG

Stellen Sie sich vor, eine fiebrige Erkältung hindert Sie daran, auf ein Konzert zu gehen, auf das Sie sich schon lange gefreut haben. In einem Moment des Innehaltens bemerken Sie, wie Ihre Enttäuschung dazu führt, dass Ihnen eine Menge negativer Gedanken durch den Kopf gehen und Ihr Groll über den verpassten Abend mehr und mehr zunimmt.
Bevor Sie sich die nachfolgenden Beispiele anschauen, möchte ich Sie einladen, einige Augenblicke innezuhalten, um nachzuspüren, wie Ihnen die einzelnen inneren Wegbegleiter der Achtsamkeit – also Anfängergeist, Nicht-Streben, Nicht-Urteilen, Akzeptanz, Loslassen, Geduld, Selbstmitgefühl und Vertrauen – in dieser Situation zur Seite stehen könnten, um sich nicht selber noch mehr Geschichten zu erzählen oder in eine schlechte Stimmung zu verstricken.

Anfängergeist: Ich halte inne und lenke meine Aufmerksamkeit bewusst auf die Tasse mit Kräutertee, die dampfend vor mir steht, und trinke den Tee in kleinen Schlucken, so als wüsste ich gar nicht, wie er schmeckt und wie es sich anfühlt, Tee zu trinken.

Nicht-Streben: Ich höre auf, darüber nachzudenken, dass es mir in einer Stunde vielleicht schon wieder besser gehen und ich doch noch zum Konzert gehen könnte.

Nicht-Urteilen: Ich stoppe das Gedankenkarussell, das mir unermüdlich Geschichten darüber erzählt, wie blöd es ist, ausgerechnet jetzt krank zu sein. Außerdem weiß ich gar nicht, wie mir der Abend tatsächlich gefallen hätte.

Akzeptanz: So ist es gerade! Auch wenn mir das nicht gefällt, ich kann es jetzt nicht ändern, dass ich krank bin und nicht zum Konzert gehen kann.

Loslassen: Ich höre damit auf, mir selber weiter schlechte Laune zu machen, und denke nicht weiter darüber nach, wie schön es gewesen wäre, dieses Konzert zu erleben.

Geduld: Meine Nase läuft und ich habe Fieber. Keine Ahnung, wann das wieder besser wird. Es wird so lange dauern, wie es dauert.

Selbstmitgefühl: Es ist verständlich, dass ich enttäuscht bin, das Konzert nicht mitzuerleben. Aber ich bin nicht alleine damit. Vielen anderen Menschen geht es gerade genauso wie mir, dass ihre Pläne durchkreuzt werden. Wie kann ich jetzt gerade gut für mich sorgen?

Vertrauen: Ich vertraue meiner Entscheidung, dass es heute besser ist, zu Hause zu bleiben. Es wird noch andere Gelegenheiten für einen schönen Konzertabend geben.

Für jeden dieser acht Wegbegleiter gibt es natürlich noch andere Möglichkeiten. Die obigen Beispiele sind nur Anregungen. Auf die gleiche Weise können Sie eigene belastende Situationen aus der Perspektive von Achtsamkeit näher erforschen. Das ermöglicht Ihnen, Erfahrungen zu sammeln, was Sie dabei unterstützt, depressive Gedankenspiralen frühzeitig zu unterbrechen, und den eigenen Blickwinkel zu erweitern.

Eigene Ideen:

Neben den inneren Begleitern braucht es oft auch äußere Wegbegleiter, um sich in unwegsamem Gelände gut zurechtzufinden. Anregungen und Informationen dazu finden Sie im Anhang dieses Buches.

5

Auf dem Weg bleiben und weitergehen

Fast am Ende dieses Buches stellen Sie sich vielleicht die Frage, wie Sie damit fortfahren können, Achtsamkeit zu üben, und was Sie motivieren kann, dabeizubleiben und regelmäßig zu üben.
Jon Kabat-Zinn vergleicht die Achtsamkeitspraxis mit dem Weben eines Fallschirms: Demzufolge ist es ratsam, wenn wir über einen längeren Zeitraum hinweg täglich ein Stück an diesem Fallschirm weben. So wird er größer, fester und erhält mehr Tragkraft, als wenn wir erst kurz vor dem Absprung damit beginnen, ihn anzufertigen. Ähnlich verhält es sich, wenn Sie einer Depression vorbeugen möchten. Wenn Sie sich bereits in Zeiten ausgeglichener Stimmung damit beschäftigen, was Sie im Falle einer erneuten Depression unterstützen kann, diese zu bewältigen, sind Sie wesentlich besser gerüstet, als wenn Sie erst beim Auftauchen der ersten Symptome einer Depression damit begin-

nen. Es geht bildlich gesprochen also darum, dass Sie Ihren Fallschirm mithilfe einer regelmäßigen Achtsamkeitspraxis weben und ihn pflegen, damit er stets einsatzbereit ist.

Deshalb möchte ich Ihnen einige Impulse mit auf den Weg geben, wie Sie die Praxis der Achtsamkeit längerfristig aufrechterhalten und ihr einen festen Platz in Ihrem Leben einräumen können.

Möglicherweise haben Sie die Erfahrung gemacht, dass Ihre innere Haltung gegenüber der Übung einen entscheidenden Beitrag dazu leistet, ob Sie regelmäßig praktizieren. Damit eine kontinuierliche Achtsamkeitspraxis gelingt, ist es ratsam, sich selber immer wieder zu vergegenwärtigen, warum Sie sich dazu entschieden haben, diesen Weg zu gehen. Ich lade Sie ein, das Buch einmal kurz beiseite zu legen und sich etwas Zeit zu nehmen, um sich diese Gründe noch einmal zu vergegenwärtigen. Wenn Sie möchten, können Sie sich Notizen machen und diese im Anschluss mit dem tiefsten Grund oder Wunsch vergleichen, den Sie sich zu Beginn der Lektüre auf Seite 12 notiert haben.

Impulse zur Aufrechterhaltung der Achtsamkeitspraxis

Es ist nicht nur sinnvoll, sich regelmäßig vor Augen zu halten, warum Sie weiterhin Achtsamkeit üben wollen. Ebenso hilfreich ist es, herauszufinden, was Sie persönlich dabei unterstützen kann. Hierzu finden Sie im Folgenden vielfältige Anregungen, aus denen Sie sich die für Sie passenden aussuchen können. Denken Sie daran: Veränderung endet nicht auf der Ebene des Verstehens. Es braucht auch die Ebene des In-Kontakt-Seins mit der Erfahrung, damit Wandlung geschehen kann. Vergegenwärtigen Sie sich immer wieder, dass Sie die Zeit zum Üben nicht finden werden, sondern dass Sie sich diese nehmen müssen.

1. *Praktizieren Sie regelmäßig.* Achtsamkeit regelmäßig zu üben, trägt dazu bei, neue Erfahrungen zu sammeln und längerfristig eine andere Haltung im Umgang mit Depressionen zu entwickeln. Wählen Sie eine Alltagsübung aus und legen Sie einen zeitlichen Rahmen fest, in dem Sie diese innerhalb der nächsten Wochen täglich praktizieren.

2. *Halten Sie im Alltag regelmäßig inne.* Auch kurze Momente des Innehaltens und der Stille

haben bereits eine positive Auswirkung. Wählen Sie sich dafür im Alltag immer wieder »Glocken der Achtsamkeit«, die Sie dazu einladen. Hierfür eignen sich beispielsweise das Klingeln eines Telefons, das Hochfahren des PCs, bevor Sie mit der Arbeit beginnen, oder eine Murmel in Ihrer Hosentasche, die Sie bei deren Berührung ans Innehalten erinnert.

3. *Vergegenwärtigen Sie sich immer wieder aufs Neue, dass Gedanken keine Tatsachen sind.* Um eine achtsame Haltung gegenüber den eigenen Gedanken einzuüben, unterstützt es Sie, wenn Sie sich immer wieder vergegenwärtigen, dass Gedanken keine Tatsachen sind – auch nicht die, die vorgeben, es zu sein. Wie Sie schon an anderer Stelle (Seite 37 f.) erfahren haben, bieten sich besonders hartnäckige Gedanken und damit verbundene innere Muster an, um sie achtsam zu hinterfragen, ohne sich für ihr Auftreten zu verurteilen.

4. *Sorgen Sie für ein ausgewogenes Energiemanagement,* um Ihre innere Balance zu stärken. Wichtig dafür ist beispielsweise ein bewusster Umgang mit Presse, Fernsehen, Internet und anderen elektronischen Kommunikationsmedien.

Auch regelmäßige Bewegung, Sport, Zeiten in der Natur und soziale Kontakte können zu einem positiven Energiemanagement beitragen. Um sich einen Überblick zu verschaffen, können Sie Aktivitäten Ihres täglichen Lebens aufschreiben, die Sie als zehrend einstufen, und Aktivitäten, die Sie als nährend empfinden. Nährende Aktivitäten lassen sich zusätzlich unterteilen in solche, die Ihnen Freude bereiten, und solche, die Ihnen ein positives Gefühl von Bewältigung vermitteln. Zu Letzteren zählen beispielsweise Tätigkeiten, die Sie schon längere Zeit aufschieben: einen Brief beantworten, eine Schublade aufräumen, eine alte Freundin anrufen, eine Pflanze umtopfen oder ein Fenster putzen. Sehen Sie sich im Anschluss das Ergebnis an. Sind die nährenden und die zehrenden Aktivitäten im Gleichgewicht, so verfügen Sie bereits über ein ausgewogenes Energiemanagement. Überwiegen bei Ihnen die zehrenden Aktivitäten, können Sie überlegen, welchen nährenden Aktivitäten Sie mehr Platz einräumen möchten und wie Ihnen dies gelingen kann. Außerdem kann es erforderlich sein, dass Sie Zeitfresser in Ihrem Alltag ausfindig machen, um sich den nötigen Freiraum für die Sie nährenden Aktivitäten zu schaffen.

5. *Stärken Sie Ihre Selbstfürsorge, indem Sie sich regelmäßig Zeit für sich selber nehmen.* Dieser Punkt ist als Erweiterung des achtsamen Energiemanagements zu verstehen. Achten Sie auch in Zeiten hoher Belastung auf ausreichend Raum zur Regeneration und für positive Aktivitäten, um einer Erschöpfung vorzubeugen. *Lassen Sie sich, frei nach Franz von Sales, zur Selbstfürsorge animieren, indem Sie sich immer wieder an die folgenden Worte erinnern: »Nimm dir jeden Tag eine halbe Stunde Zeit für dich selbst; außer du hast zu viel zu tun, dann nimm dir eine Stunde Zeit.«*

6. *Bemühen Sie sich immer wieder neu, ohne sich anzustrengen.* Bleiben Sie mit Entschiedenheit an der Achtsamkeitspraxis dran und üben Sie sich gleichzeitig darin, die eigenen Erwartungen zwar wahrzunehmen, aber auch wieder von ihnen abzulassen. Seien Sie offen für den Reichtum des gegenwärtigen Augenblicks. Üben Sie, wirklich im gegenwärtigen Moment anwesend zu sein. Lernen Sie, immer mehr in sich zu Hause zu sein und sich mitfühlend zu begegnen, wenn Sie sich während des Praktizierens von Achtsamkeit sozusagen selber besuchen.

7. *Überprüfen Sie von Zeit zu Zeit Ihre eigene Haltung gegenüber der Achtsamkeitspraxis.* Nehmen Sie wahr, welche Gedanken und Erwartungen mit dem Praktizieren verbunden sind: Üben Sie weiter, weil Sie merken, dass das Üben Ihnen mehr inneren Freiraum verschafft und zu Ihrer Lebenszufriedenheit beiträgt? – Oder ist das Praktizieren für Sie zu einer Routine geworden, über die Sie gar nicht mehr großartig nachdenken? – Welche Rolle spielen Leistungsdenken und Motivation? – Welche Hindernisse treten auf? – Wie steht es um Ihre Zufriedenheit? – Was könnte Ihnen persönlich helfen, weiterhin entschlossen zu üben? – Was haben Sie durch das Üben über Ihren Umgang mit Depressionen erfahren? Denken Sie an Ihren Leitstern!

8. *Nutzen Sie dieses Buch in regelmäßigen Abständen, um sich neuerlich ins Gedächtnis zu rufen, was Sie beim Üben von Achtsamkeit unterstützt.* Besonders wenn Sie Ihre Achtsamkeitspraxis eine Weile unterbrochen haben, kann Sie dies ermutigen, wieder damit zu beginnen.

9. *Lesen Sie vertiefende Literatur.* Weiterführende Literatur zum Thema kann Ihnen dabei helfen, ein tieferes Verständnis von Achtsamkeit zu ent-

wickeln. Vergessen Sie aber nicht, dass Lesen die eigene Übungspraxis nicht ersetzen kann. Einige Literaturempfehlungen finden Sie im Anhang ab Seite 124.

10. ***Werben Sie für Unterstützung im eigenen Umfeld.*** Sprechen Sie mit Ihren Angehörigen oder Mitbewohnern und informieren Sie diese darüber, dass Sie regelmäßig Achtsamkeit üben möchten. Treffen Sie Absprachen, wie es am besten mit den Bedürfnissen aller vereinbar ist, Ihnen diesen Freiraum einzuräumen.

Erinnerungshilfen aktivieren

Veränderung ist ein stetiger, nicht endender Prozess. Wandlung erschafft Wandlung. Auch die Praxis der Achtsamkeit findet niemals ihr Ende, wenn wir es ernst mit ihr meinen und uns ganz auf sie einlassen. Dann entsteht auch sie aus sich selbst heraus immer wieder neu.
Erinnerungshilfen bieten Ihnen Unterstützung, um neue Gewohnheiten zu festigen und Achtsamkeit regelmäßig in Ihren Alltag zu integrieren. Hier einige Beispiele, von denen Sie sich inspirieren lassen können:

1. *Wählen Sie einen Gegenstand aus, der Sie täglich an Achtsamkeit erinnert.* Etwas, das Sie mit Achtsamkeit in Verbindung bringen und das im Laufe eines Tages immer wieder in Ihr Blickfeld gerät, kann Sie zur Achtsamkeit im Alltag ermuntern, z. B. ein Stein, eine Postkarte, ein Foto, ein Trinkbecher oder ein Schmuckstück.

2. *Nutzen Sie Wörter oder Sätze als Achtsamkeitsanker.* Vielleicht sind Ihnen einzelne Sätze oder Wörter begegnet, die für Sie in einem besonderen Maße Achtsamkeit verkörpern. Sich diese im Alltag immer wieder in Erinnerung zu rufen, kann ein guter Türöffner für eine achtsame innere Haltung sein. Einige meiner Lieblingssätze lauten: »Über wen ich mich ärgere, bestimme immer noch ich selbst.« – »Ich muss mir von mir selber nicht alles gefallen lassen.« (Beide nach Viktor Frankl) – »Gedanken sind keine Tatsachen.« – »Der gegenwärtige Moment ist mein Lehrer.« – »Dem Entstehen vertrauen lernen.« – »Es kommt auf mich an, aber es hängt nicht alles von mir ab.« (Nach Pierre Stutz) – »Mein Herz öffnen.« Einige meiner Lieblingswörter sind: innehalten – hinspüren – Wohlwollen – Offenheit.
   Es kann sein, dass sich Ihr Empfinden bezogen

auf die Kraft, die Worte und/oder Sätze Ihnen vermitteln können, im Rahmen einer depressiven Stimmung abschwächt. Gleichzeitig kann ein einzelnes Wort oder ein Satz Ihnen eine Tür öffnen, wieder einen Zugang zu sich selber oder Hoffnung zu spüren.

3. *Platzieren Sie Erinnerungszettel in Ihrer Wohnung oder an anderen Orten, an denen Sie sich häufig aufhalten.* Kleine Notizzettel, die Sie an Stellen in Ihrem persönlichen Umfeld platzieren, auf die im Laufe eines Tages Ihr Blick häufig fällt, können Sie dazu ermuntern, sich immer wieder an Ihre Achtsamkeitsübungen im Alltag oder an Momente des Innehaltens zu erinnern.

4. *Suchen Sie sich gleichgesinnte Verbündete.* Vielleicht gibt es in Ihrem persönlichen Umfeld bereits Personen, die ebenfalls Achtsamkeit praktizieren, mit denen Sie vereinbaren können, sich gegenseitig zu erinnern und zu ermutigen, regelmäßig zu üben.

5. *Laden Sie sich aus dem Internet eine Achtsamkeits-App runter.* Für Smartphones und PCs finden sich im Internet verschiedene Apps oder Add-ons, die über den Tag verteilt immer wieder

ein Signal in Form einer Klangschale aussenden. Auch das kann eine Erinnerung zum achtsamen Innehalten sein.

Hindernisse und Stolpersteine gehören dazu

Wenn wir eine Vorstellung davon haben, was uns guttun und helfen könnte, dann wünschen wir uns, es möglichst schnell auf einem direkten Weg zu erreichen. Doch sehr wahrscheinlich treffen wir unterwegs auf innere und äußere Hindernisse und Stolpersteine, denn die gehören einfach zum Leben dazu. Entscheidend ist, wie wir ihnen begegnen.

Zu den inneren Hindernissen zählen Bewertungen und Gedankenmuster, aber auch körperliche Zustände wie Müdigkeit oder Schmerzen. Äußere Ablenkungen bestehen häufig darin, dass sich die Rahmenbedingungen des Übens anders gestalten, als wir es uns wünschen oder erwarten. Bildlich gesprochen kann es passieren, dass es uns so vorkommt, als seien Teile unseres Übungswegs mit dichtem Gestrüpp überwuchert, sodass ein weiteres Vorankommen unmöglich erscheint. Zu einem anderen Zeitpunkt kommen wir vom Weg ab und haben Sorge, nicht wieder zurückzufinden. Wie wir schon im Zusammenhang mit der Selbstfürsorge erfahren haben, verstärkt sich gerade in Phasen hoher Beanspruchung durch Anforderungen des Alltags oder durch das Erleben von Niedergeschlagenheit und Erschöpfung unser Empfinden, keine Zeit zu haben für die Dinge, aus denen wir Kraft schöpfen.

Auch Langeweile ist ein häufig anzutreffender Stolperstein, besonders dann, wenn die anfängliche Euphorie des Übens nachlässt. Dennoch, selbst auf altbekannten Pfaden gibt es viel Neues zu entdecken. ***Auch Wege, die wir schon tausendmal gegangen sind, halten immer wieder unerwartete Erfahrungen für uns bereit, weil alles stets im Wandel ist. Darin steckt ein wertvolles Entwicklungspotenzial, an dem wir nicht achtlos vorbeigehen sollten, selbst dann nicht, wenn wir meinen, den Weg bereits genau zu kennen.***

Egal auf wie viele Hindernisse wir stoßen oder wie oft wir uns vom Weg entfernen, der Anfängergeist lädt uns jedes Mal aufs Neue ein, wieder von vorne zu beginnen und uns in Geduld mit uns selber zu üben. Entschiedenes Handeln und ein bewusster Umgang mit Stolpersteinen stellen eine gute Basis dar, um längerfristig eigene Gewohnheiten zu verändern. Nachfolgend einige Anregungen dazu, wie Ihnen das gelingen kann.

IM UMGANG MIT HINDERNISSEN KANN ES HILFREICH SEIN, …

- … sie wahrzunehmen und als Hindernisse zu benennen.
- … sich diesen zuzuwenden, indem wir wohlwollende Aufmerksamkeit auf den Widerstand lenken und ihn näher erforschen. So können wir eigene Muster erkennen und davon ablassen, gegen Hindernisse anzukämpfen.
- … eigene Ausreden infrage zu stellen. Auch das Empfinden, »keine Lust zu haben«, ist eine Erfahrung, die wir unter die Achtsamkeitslupe nehmen und erforschen können.
- … zu erspüren, wie viel Energie das Nichtwollen kostet.
- … sich von Rückschlägen nicht entmutigen zu lassen und sie nicht persönlich zu nehmen, sondern stattdessen immer wieder von vorne damit zu beginnen, Achtsamkeit zu üben.
- … einen eigenen Weg zu finden, sich nicht unter Druck zu setzen und stattdessen in Erfahrung zu bringen, was uns unterstützt, achtsam zu sein und am Üben dranzubleiben.
- … »Zeitfressern« auf die Spur zu kommen, die uns vorgaukeln, dass uns die Zeit zum Üben fehlt, und nach »Zeitspendern« Ausschau zu halten.

Besonders hartnäckige Hindernisse stellen die sogenannten »inneren Quälgeister« dar, die sich unseren Zielen auf unterschiedliche Weise in den Weg stellen oder sie sabotieren. Wir sind zwar voll guter Vorsätze, aber dann ertappen wir uns doch wieder dabei, dass wir Dinge tun, die unserem Vorhaben zuwiderlaufen. Innere Quälgeister zeigen sich beispielsweise in eigenen Erwartungshaltungen, Selbstvorwürfen, Gefühlen der Hilflosigkeit und inneren Verboten.

ÜBUNG

Innere »Quälgeister« identifizieren

Die nachfolgenden Fragen können Sie anregen, diese Quälgeister näher zu erforschen und infrage zu stellen. Dazu ist es ratsam, jeweils nur eine Frage auszuwählen und sie im Rahmen eines achtsamen Innehaltens zu erforschen bzw. nachklingen zu lassen. Im Anschluss daran können Sie Ihre Gedanken aufschreiben und sich überlegen, was für Sie im Umgang mit diesem Hindernis hilfreich sein kann. Bitte denken Sie auch bei dieser Übung daran, die Aufgabe aus einer freundlichen, akzeptierenden und sich selber wertschätzenden Haltung heraus anzugehen.

Anregungen für Fragen:

- Was hält mich davon ab, gut für mich zu sorgen?
- Welche hinderlichen Erwartungen habe ich an mich selber?
- Wo stehe ich mir selber im Weg?
- Welche kritischen inneren Stimmen kenne ich?
- Welche inneren Saboteure behindern mich?
- Wo bleibe ich in meinem Wunschdenken hängen?
- Wo sind meine Ansprüche an mich und andere unrealistisch hoch?
- Wo neige ich zu überhöhtem Aktivismus?

Während des achtsamen Erforschens werden Sie möglicherweise feststellen, dass einige Hindernisse in ihrem Kern den Wunsch in sich tragen, Sie zu schützen, Sie in der Art und Weise ihres Auftretens aber eher blockieren.

Stellen Sie sich dazu folgende Fragen:

- Was in mir braucht meine Erlaubnis, um regelmäßig zu üben?
- Was in mir braucht mein Selbstmitgefühl?
- Was hilft mir im Umgang mit diesen Hindernissen?

Wenn Sie bei sich selber Hindernisse wahrnehmen, die Sie aus eigener Kraft nicht überwinden können, oder wenn Sie sich sehr belastet fühlen, rate ich Ihnen dazu, diese Themen nicht weiter alleine zu bearbeiten. Nehmen Sie falls möglich die Unterstützung Ihres Achtsamkeitslehrers oder eines Psychotherapeuten in Anspruch.

In den vorangegangenen Abschnitten haben Sie einiges dazu erfahren, was Sie unterstützen kann, der Achtsamkeitspraxis einen festen Platz in Ihrem Leben einzuräumen. Was aber können Sie tun, um auch in Krisenzeiten dabeizubleiben?

Auch in Krisenzeiten die Praxis aufrechterhalten

Achtsamkeitsübungen im Alltag können Sie nicht davor bewahren, irgendwann (wieder) an einer Depression zu erkranken. Sie können lediglich dazu beitragen, dem so weit wie möglich vorzubeugen, indem Sie lernen, eine wohlwollende Haltung gegenüber schwierigen Gedanken und Gefühlen zu entwickeln und auf erste Anzeichen einer depressiven Stimmung selbstfürsorglich zu reagieren. Es bedarf der Beharrlichkeit und Übung, sich nicht von einer negativen, depressiven Stimmung überwältigen zu lassen, ohne in alte Muster zu verfallen oder negative Gefühle zu verdrängen. Bitte werten Sie es nicht als Ihr persönliches Versagen, sollten Sie erneut depressiv werden und in eine akute Krise hineingeraten, obwohl Sie regelmäßig Achtsamkeit praktizieren. Versuchen Sie in diesem Fall so behutsam, wie es Ihnen gerade möglich ist, das regelmäßige Üben aufrechtzuerhalten. Dazu im Folgenden einige Anregungen. Wählen Sie aus, was Sie anspricht und Ihnen hilfreich erscheint.

1. *Nehmen Sie sich regelmäßig Zeit zum Innehalten.* Schauen Sie, ob Sie akzeptierende Worte finden, die Ihnen helfen, Ihre aktuelle Verfassung anzunehmen. Beispielsweise Sätze wie: »Es ist in Ordnung, ich bin mehr als diese depressiven Gefühle und Gedanken.« – »Diese Gedanken sind keine Tatsachen, sondern ein Teil der Depression.«
   Beispiel: Eine meiner Teilnehmerinnen an einem Achtsamkeitskurs machte die Erfahrung, dass ihr regelmäßiges Innehalten half, sich nicht vollständig der Depression ausgeliefert zu fühlen und immer wieder Mut zu fassen, um sich dieser zu stellen und nachzuspüren, was sie in der Bewältigung der Krise hilfreich unterstützen könnte.

2. *Üben Sie sich in kleinen Schritten weiterhin in der achtsamen Alltagspraxis.* Wählen Sie dazu eine Ihnen bereits vertraute Übung aus, wie beispielsweise achtsames Duschen oder Treppensteigen. Alltägliche Verrichtungen mit Achtsamkeit zu begleiten, kann Ihnen helfen, immer nur an den nächsten Schritt zu denken und trotz mangelnden Antriebs eine Alltagsstruktur bei-

zubehalten. Erinnern Sie sich an Beppo den Straßenkehrer auf Seite 56. Er hat für sich herausgefunden, dass er sich weniger vom Alltag überfordert fühlt, wenn er seine Aufmerksamkeit nur auf seine aktuelle Handlung ausrichtet und nicht auf das, was es für ihn noch alles zu bewältigen gibt.

3. *Erinnern Sie sich immer wieder daran, dass Gedanken keine Tatsachen sind.* An dieser Stelle kann ich mich gar nicht oft genug wiederholen. Distanzieren Sie sich immer wieder neu vom depressiven Denkstil und den damit verbundenen grüblerischen Gedankenschleifen.
   Beispiel: In diesem Zusammenhang berichtete mir ein weiterer ehemaliger Kursteilnehmer, es sei für ihn ein wichtiger Trost gewesen, sich mithilfe der Achtsamkeit daran zu erinnern, dass das, was er erlebe, der Depression zuzuschreiben sei und nicht seine ganze Persönlichkeit ausmache, und dass auch diese depressive Phase irgendwann vorbeigehen und er sich dann wieder besser fühlen werde.

4. *Achten Sie darauf, sich nicht zu überfordern.* Sorgen Sie für ein achtsames Energiemanagement. Überfordern Sie sich nicht, indem Sie mei-

nen, allen Anforderungen gerecht werden zu müssen, und in der Folge im Übermaß zehrenden Aktivitäten nachgehen, während Sie die nährenden vernachlässigen.

5. *Erstellen Sie sich Ihren eigenen Krisenplan.* Ein Krisenplan bietet Ihnen die Möglichkeit, sich ein persönliches Frühwarnsystem für die ersten Anzeichen einer wiederkehrenden Depression aufzustellen und daraus vorbeugende Handlungsschritte abzuleiten.
   Kurzanleitung: Schreiben Sie als Erstes auf, an welchen Veränderungen Sie selber erkennen können, dass sich eine depressive Stimmung manifestiert. Wenn Sie möchten, können Sie auch Personen aus Ihrem engeren Umfeld mit einbeziehen. Das Erfassen dieser Warnzeichen kann Ihnen helfen, diese schon in einem sehr frühen Stadium wahrzunehmen und auf sie zu reagieren. Ein Beispiel dazu finden Sie auf der rechten Seite.
   Notieren Sie als Nächstes Aktivitäten, die Sie bei der Krisenbewältigung unterstützen können. Dazu gehört beispielsweise, eine Tagesstruktur beizubehalten, nährende Aktivitäten weiter auszuüben und die Achtsamkeitspraxis aufrechtzuerhalten (siehe auch das Beispiel auf Seite 116).

BEISPIEL: KRISENPLAN TEIL 1 –

Mein persönliches Frühwarnsystem
Warnsignale dafür, dass sich eine Depression entwickelt:

- Ich fange an, meine Freunde und sozialen Aktivitäten zu vernachlässigen.
- Ich verspüre weniger Freude bezogen auf die kleinen Dinge des Alltags.
- Ich reagiere rasch gereizt und fühle mich schnell von anderen ungerecht behandelt.
- Ich bin häufig den Tränen nahe.
- Ich verliere mich vermehrt in Grübelschleifen.

Wenn Sie möchten, können Sie Ihrem Handlungsplan einige Sätze hinzufügen, die Sie in einer depressiven Phase ermutigen, auf ihn zurückzugreifen: »Ich weiß, dass ich von diesen Aktivitäten wahrscheinlich nicht besonders begeistert sein werde, aber ich halte es dennoch für wichtig, dass ich sie regelmäßig ausführe.« Oder: »Ich muss die Depression nicht alleine bewältigen! Ich kann mir Hilfe holen!«

BEISPIEL: KRISENPLAN TEIL 2 –

Das werde ich tun

Mein Handlungsplan:

- Ich halte regelmäßig inne und verweile mit meiner Aufmerksamkeit einige Atemzüge lang beim Atem.
- Ich erinnere mich immer wieder daran, hinter den Wasserfall zutreten, statt mich von ihm mitreißen zu lassen.
- Ich achte darauf, meine gewohnte Tagesstruktur aufrechtzuerhalten.
- Ich sorge für genügend Schlaf und Erholungspausen.
- Ich halte folgende nährende Aktivitäten aufrecht: regelmäßig laufen gehen – zum Yoga gehen – an der Chorprobe teilnehmen – Freunde treffen – in die Sauna gehen – auf dem Wochenmarkt einkaufen …
- Ich hole mir, wenn erforderlich Unterstützung. Dazu wende ich mich an folgende Personen:
  Familienmitglieder: meine Schwester Anna
  Freunde: Nathalie oder Jonathan
  Psychotherapeuten/Ärzte: Frau Neumann …

6. *Erinnern Sie sich an all das, was Sie in der Vergangenheit über einen hilfreichen Umgang mit Depressionen gelernt haben, und versuchen Sie, darauf zurückzugreifen.* Nehmen Sie dazu dieses Buch oder andere hilfreiche Unterlagen und Lektüre zur Hand. Lesen Sie alte Aufzeichnungen aus vorangegangenen Psychotherapien oder Ähnliches.

7. *Lassen Sie sich nicht entmutigen.* Ich möchte Sie ermutigen, sich nicht entmutigen zu lassen, wenn sich durch das Üben der Achtsamkeitspraxis nicht unmittelbar eine Verbesserung der Stimmung einstellt und sich Ihr Erleben anders anfühlt als an guten Tagen. Erinnern Sie sich daran, dass Sie möglicherweise gerade durch die Brille der Depression auf Ihre Erfahrungen blicken. Es ist kein Versagen oder Ihre Schuld. Setzen Sie sich nicht unter Druck. Halten Sie sich vor Augen, dass es Sie nicht weiterbringt, gegen die Depression anzukämpfen, sondern dass es darum geht, in kleinen Schritten zu lernen, sich nicht von der Krise vereinnahmen zu lassen und grüblerisches Denken durch heilsames Handeln zu ersetzen.

Am Ende der Pfade durch dieses Buch angekommen, möchte ich mich bei Ihnen für Ihr Interesse bedanken. Möge Ihnen die Praxis der Achtsamkeit zu einer nährenden Quelle werden, zu der Ihnen Ihr Polarstern immer wieder den Weg weist.
Ich möchte an dieser Stelle allen Menschen meinen Dank aussprechen die mich auf meinem Weg der Achtsamkeitspraxis begleiten oder begleitet haben, und ebenso all denen, die ich begleiten durfte. Sie sind und waren mir alle gute Lehrmeister.

Heike Alsleben

Die Achtsamkeitspraxis lieben zu lernen
heißt, sich selber lieben zu lernen,
sich täglich aufs Neue ein Geschenk zu machen,
dem Leben mit Staunen zu begegnen,
sich immer wieder neu mit der inneren und
äußeren Welt zu verbinden.

Heike Alsleben

Quellenverzeichnis

Alsleben, Heike: *Ein Kurs in Achtsamkeit. MBCT – der heilsame Weg aus Niedergeschlagenheit und Depression,* Arkana: München 2014.

Ausländer, Rose: *Mein Atem heißt jetzt*, S. Fischer: Frankfurt 1987.

Dewey, John: *Erziehung durch und für Erfahrung,* ausgewählt und kommentiert von Helmut Schreier, Klett-Cotta: Stuttgart 1986.

Ende, Michael: *Momo.* Stuttgart, Wien 1973.

Germer, Christopher: *Der achtsame Weg zur Selbstliebe,* Arbor: Freiburg 2011.

Gilbert, Paul: *Mitgefühl,* Arbor: Freiburg 2011.

Hanson, Rick: *Das Gehirn eines Buddha,* Arbor: Freiburg 2010.

Kabat-Zinn, Jon: *Gesund durch Meditation. Full Catastrophe Living. Das vollständige Grundlagenwerk,* O.W. Barth: München 2011.

Kabat-Zinn, Jon: *Zur Besinnung kommen,* Arbor: Freiburg 2016.

Kuyken W., Hayes R., Barrett, B. et al.: »Effectiveness and cost-effectiveness of mindfulness-based cognitive therapy compared with maintenance antidepressant treatment in the prevention of depressive relapse or recurrence (PREVENT): a randomised controlled trial«. *The Lancet* 2015, 386 (9988): 63-73.

Segal, Zindel V., Williams, J. Mark G. & Teasdale, John D.: *Die Achtsamkeitsbasierte Kognitive Therapie der Depression. Ein neuer Ansatz zur Rückfallprävention,* dgvt-Verlag: Tübingen 2015.

Sharples, Bob: *Meditation: Calming the Mind,* Lothian Books: Melbourne 2003.

Suzuki, Shunryu: *Zen-Geist, Anfänger-Geist,* Arbor: Freiburg 2009.

Williams, Mark, Teasdale, John, Segal, Zindel &

Kabat-Zinn, Jon: *Der achtsame Weg durch die Depression,* Arbor: Freiburg 2009.
Williams, Mark & Penman, Danny: *Meditation im Alltag. Gelassenheit finden in einer hektischen Welt*, Arkana: München 2011.

Hinweis: Einige der in diesem Buch genannten Beispiele zur Achtsamkeit sind bereits durch viele Hände gewandert, sodass es nicht mehr möglich war, ihre Ursprungsquellen ausfindig zu machen. Entsprechende Hinweise an den Verlag werden gerne entgegengenommen.

Weiterführende Informationen

1. Depressionen im Allgemeinen: Auf den nachfolgenden Websites finden Sie qualifizierte Informationen, wenn Sie sich über das Thema Depressionen informieren möchten.
www.deutsche-depressionshilfe.de (Deutsches Bündnis gegen Depression e.V.)
www.depressionsliga.de (Deutsche Depressionsliga)

2. Teilnahme an einem MBCT- oder MBCL-Kurs:
Wenn Sie sich von den Inhalten dieses Buches angesprochen fühlen und näher herausfinden möchten, ob die Achtsamkeitsbasierte Kognitive Therapie (Mindfulness-Based Cognitive Therapy – MBCT) für Sie ein guter Weg ist, anders als bisher mit Depressionen umzugehen, empfehle ich Ihnen, einen MBCT-Kurs bei einem zertifizierten Lehrer zu besuchen. Dieser bietet Ihnen persönliche Unterstützung beim Einstieg in die Praxis der Achtsamkeit.

Meine Kollegen Erik van den Brink und Frits Koster haben das Kursformat »Mitfühlend leben« (Mindfulness-Based Compassionate Living – MBCL) entwickelt. Falls Sie bereits einen Acht-Wochen-Kurs in Achtsamkeitsbasierter Kognitiver Therapie (MBCT) oder Stressbewältigung durch Achtsamkeit (MBSR) besucht haben, ermöglicht Ihnen dieser Aufbaukurs, Selbstmitgefühl und Mitgefühl für andere als einen Übungsweg zu erfahren.

Was Sie vor einer Teilnahme beachten sollten: Da es sich bei der Achtsamkeitsbasierten Kognitiven Therapie um ein Programm zur Rückfallprophylaxe handelt, sollten Sie sich nicht in einer akuten depressiven Episode befinden, wenn Sie damit beginnen. Zwischen dem Ende der letzten depressiven Phase und dem MBCT-Beginn sollte nach Möglichkeit eine Stabilisierungsphase von mindestens drei Monaten liegen. Sollten Sie sich aktuell in Psychotherapie oder einer psychiatrischen Behandlung befinden, empfehle ich Ihnen, Ihren Wunsch, an einem MBCT-Kurs teilzunehmen, zuvor mit Ihrem Psychotherapeuten oder Psychiater zu besprechen.

Häusliche Übungen: Während der Teilnahme sollte genügend Antrieb, Zeit und Freiraum vorhanden sein, um täglich häusliche Übungen in einem Umfang von 45–60 Minuten durchzuführen. Zur Unterstützung erhalten die Kursteilnehmer CDs mit den Meditationsanleitungen und ein Handbuch mit vertiefenden Informationen und Übungen zur Selbstbeobachtung.

MBCT-Forschung: Aus den Ergebnissen der Forschung weiß man, dass ein dauerhaftes Fortsetzen der MBCT-Praxis das Risiko, erneut an einer Depression zu erkranken, genauso effektiv reduziert wie die Einnahme eines Antidepressivums.

Wo MBCT angeboten wird: Im Allgemeinen findet MBCT als ambulantes Gruppenangebot im Rahmen des klassischen Acht-Wochen-Programms statt. Die Kosten werden größtenteils noch nicht im vollen Umfang von den Krankenkassen übernommen, obwohl die Forschung mittlerweile den Nachweis der Wirksamkeit der Achtsamkeitsbasierten Kognitiven Therapie erbracht hat. In Deutschland wurde MBCT im Rahmen der Verhaltenstherapie in die S3-Leitlinie der Nationalen Versorgungsleitlinie aufgenommen und als gut etabliert eingestuft. Informationen dazu, wie Sie in Erfahrung bringen können, ob, wo und in welcher Form in der Nähe Ihres Wohnorts MBCT angeboten wird, finden Sie weiter unten.
Mittlerweile bieten immer mehr psychiatrische und psychosomatische Kliniken MBCT als ein Modul in der Behandlung von Depressionen an. Erkundigen Sie sich im Rahmen Ihrer Suche danach, ob das Angebot von zertifizierten Therapeuten durchgeführt wird, die über eine anerkannte Ausbildung und eigene Meditationspraxis verfügen.

Auf den folgenden Websites finden Sie Adressen zertifizierter MBCT- und MBCL-Anbieter, die über eine qualifizierte Ausbildung verfügen. Bei diesen können Sie direkt Informationen zu ihren Acht-Wochen-Kursangeboten erfragen. In der Regel findet vor Kursbeginn ein ausführliches Vorgespräch statt. Auf der Seite des MBSR-MBCT-Verbands finden Sie auch Informationen zu Kompaktangeboten sowie zu Adressen von Kliniken mit einem MBSR- oder MBCT-Angebot.
www.mbsr-verband.de (MBSR-MBCT Verband Deutschland)
www.institut-fuer-achtsamkeit.de (Institut für Achtsamkeit Bedburg)

3. Weitere nützliche Hinweise
Auf dieser Website steht Ihnen ein kostenloses E-Book über Mitgefühl zur Verfügung:
www.compassion-training.org (Mitgefühl in Alltag und Forschung)
Ergänzende Impulse zu diesem Buch finden Sie auf meiner eigenen Homepage:
www.heike-alsleben.de/de/impulse.php

Zum Weiterlesen

Wenn Sie sich mit den Themen dieses Buches weiterführend beschäftigen möchten, finden Sie hier einige Anregungen. Vergessen Sie aber nicht, dass das Lesen die praktische Erfahrung der Achtsamkeit nicht ersetzen kann.

Literatur zu MBCT:

Meibert, Petra: *Der Weg aus dem Grübelkarussell,* Kösel: München 2014. → *Beschreibt den Acht-Wochen-Kurs in Achtsamkeitsbasierter Kognitiver Therapie – MBCT.*

Segal, Zindel, Teasdale, John & Williams, Mark: *Das MBCT-Arbeitsbuch,* Arbor: Freiburg 2015. → *Inkl. Audio-CD mit angeleiteten Übungen.*

Williams, Mark, Teasdale, John, Segal, Zindel & Kabat-Zinn, Jon: *Der achtsame Weg durch die Depression,* Arbor: Freiburg 2009. → *Vermittelt einen umfassenden Einblick in die Achtsamkeitsbasierte Kognitive Therapie. Inkl. 2 Audio-CDs mit angeleiteten Übungen.*

Einführende Literatur zur Achtsamkeit:

Kabat-Zinn, Jon: *Achtsamkeit für Anfänger,* Arbor: Freiburg 2013. → *Gute Einstiegslektüre in die Grundlagen der Achtsamkeit inkl. Audio-CD mit angeleiteten Übungen.*

Lehrhaupt, Linda: *Die Welle des Lebens reiten: Mit Achtsamkeit zu innerer Balance,* Kösel: München 2012. → *Ein Praxisbuch mit vielen Übungen für den Alltag.*

Silverton, Sarah: *Das Praxisbuch der Achtsamkeit,* Kösel: München 2012. → *Anschauliche Einführung und Vertiefung in die verschiedenen Anwendungsfelder von MBSR und MBCT.*

Vertiefende Literatur zur Achtsamkeit, themenbezogen:

Brantley, Jeffrey: *Der Angst den Schrecken nehmen, Achtsamkeit als Weg zur Befreiung von Ängsten,* Arbor:

Freiburg 2009. → *Zeigt Wege auf, wie es gelingen kann, mit Unterstützung von Achtsamkeit Ängste zu bewältigen.*

Carne, Kate: *Die sieben Geheimnisse der Achtsamkeit*, Rowohlt: Reinbek 2017. → *Befasst sich aus verschiedenen Blickwinkeln mit Hindernissen, die in der Achtsamkeitspraxis auftreten können.*

Külz, Anne: *Dem inneren Drachen mit Achtsamkeit begegnen*, Beltz: Weinheim 2017. → *Zeigt Wege auf, wie MBCT bei Zwangserkrankungen helfen kann.*

Neff, Kristin: *Selbstmitgefühl*, Kailash: München 2012. → *Einführung in das Thema Selbstmitgefühl, enthält viele Übungsanleitungen.*

van den Brink, Erik & Koster, Frits: *Mitfühlend leben*, Kösel: München 2013. → *Vermittelt einen umfangreichen Einblick in die Praxis des Mitgefühls. Mit praktischen Übungsanleitungen.*

Vertiefende Literatur zur Achtsamkeit, aus dem buddhistischen Kontext:

Brach, Tara: *Mit dem Herzen eines Buddha: Heilende Wege zu Selbstakzeptanz und Lebensfreude*, O.W. Barth: München 2013. → *Ein Klassiker bezogen auf Selbstakzeptanz und den Umgang mit schwierigen Emotionen, enthält viele Übungsanleitungen.*

Chödrön, Pema: *Vom Glück des Scheiterns*, Gräfe und Unzer: München 2016. → *Eine Ermutigung, mit der eigenen Unvollkommenheit Frieden zu schließen.*

Einführende Literatur über Meditation:

Kornfield, Jack: *Meditation für Anfänger*, Arkana: München 2007. → *Kompakte Einführung in die Praxis der Meditation inkl. Audio-CD mit angeleiteten Übungen.*

Mannschatz, Marie: *Meditation*, Gräfe und Unzer: München 2015. → *Hilfreiche Einstiegslektüre in Meditation inkl. Audio-CD mit angeleiteten Übungen.*

Lebenshilfe auf den Punkt gebracht

Achtsamkeit hilft uns, mit den Herausforderungen des Lebens geschickter umzugehen – und dabei die kleinen Freuden des gegenwärtigen Augenblicks aus vollem Herzen zu genießen. Die kompakten Pocketguides bieten einen unkomplizierten Einstieg: Eine Fülle an Übungen und Impulsen zeigt, wie sich Achtsamkeit konkret im Alltag umsetzen lässt.

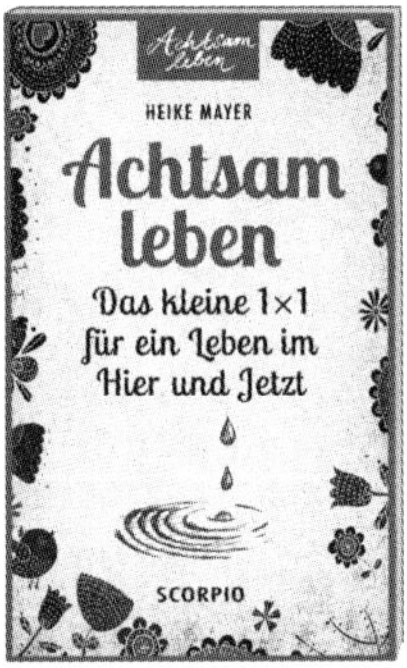

ISBN 978-3-95803-008-4

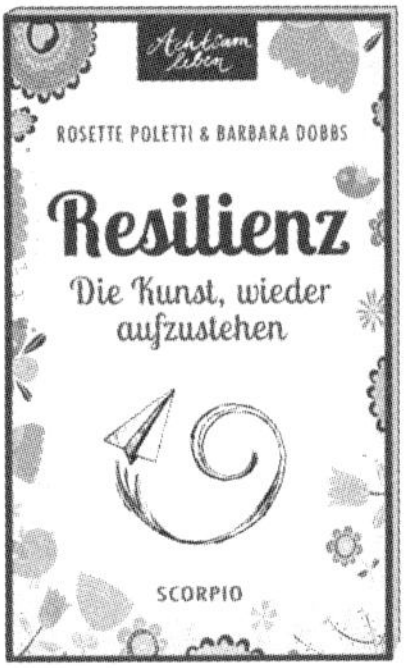

ISBN 978-3-943416-92-3

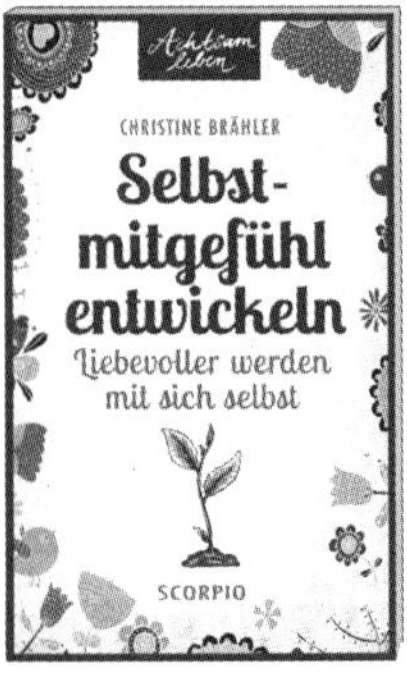

ISBN 978-3-95803-009-1

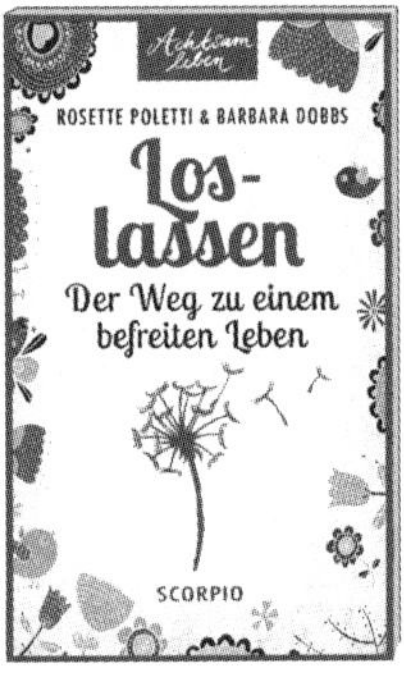

ISBN 978-3-943416-94-7

Weitere erfolgreiche Titel aus der Reihe »Achtsam leben«

»Das größte aller Wunder ist es,
lebendig zu sein. Achtsamkeit ermöglicht uns,
dieses Wunder zu berühren.«

Thich Nhat Hanh

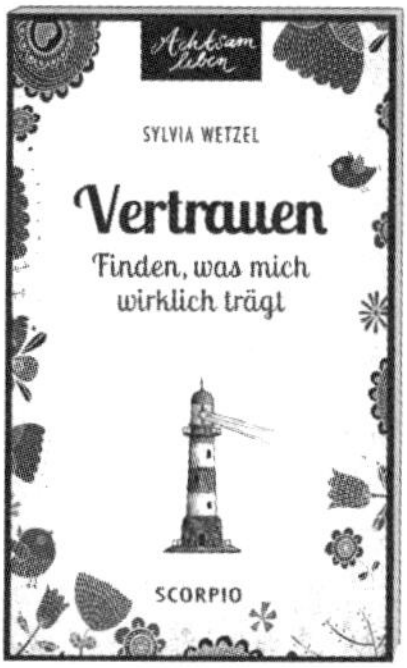

ISBN 978-3-95803-029-9

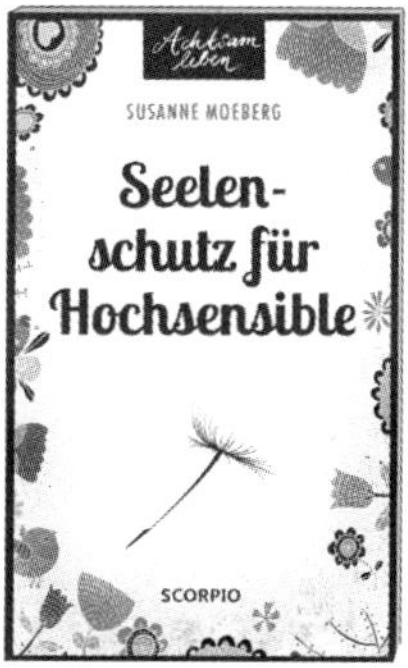

ISBN 978-3-95803-080-0

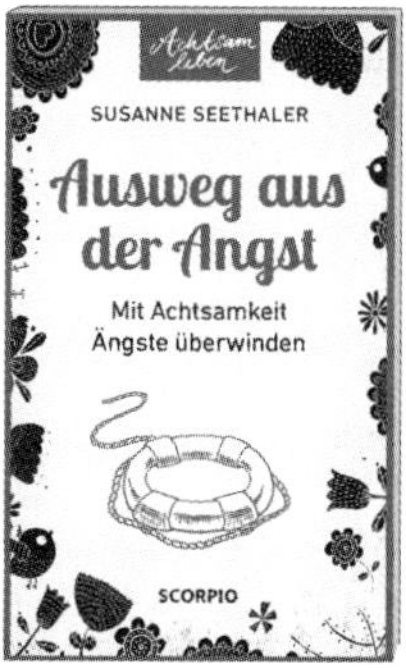

ISBN 978-3-95803-108-1

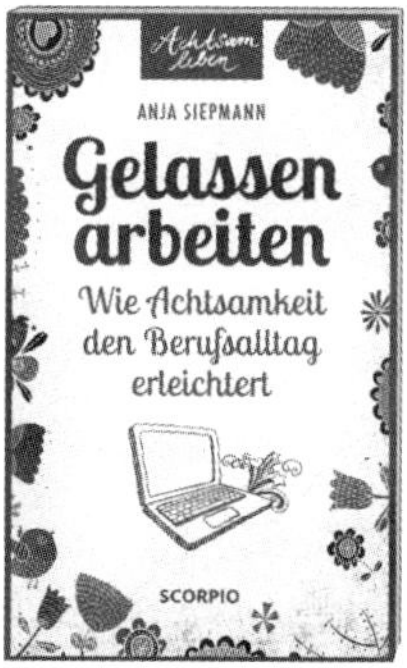

ISBN 978-3-95803-046-6

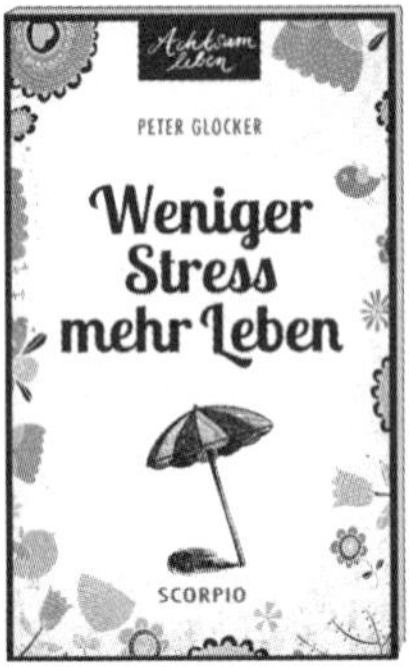

ISBN 978-3-95803-030-5

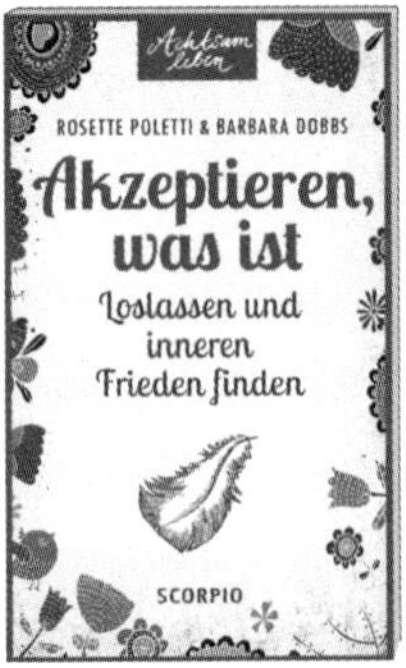

ISBN 978-3-95803-007-7

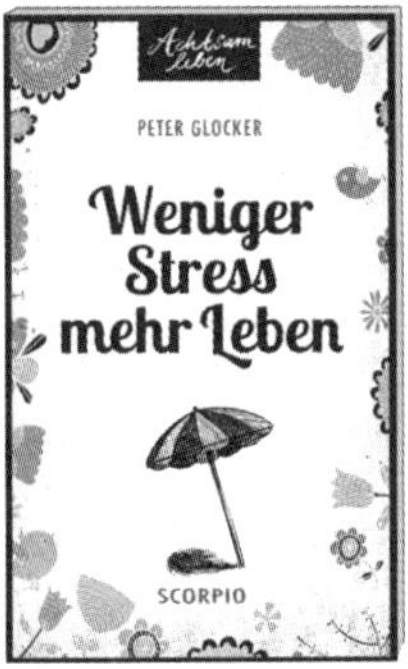

ISBN 978-3-95803-030-5

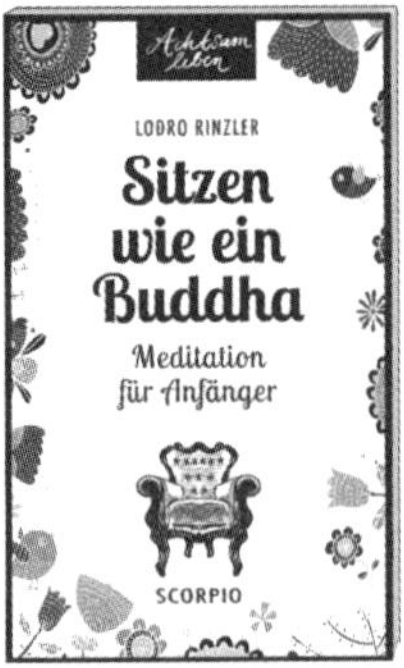

ISBN 978-3-95803-032-9

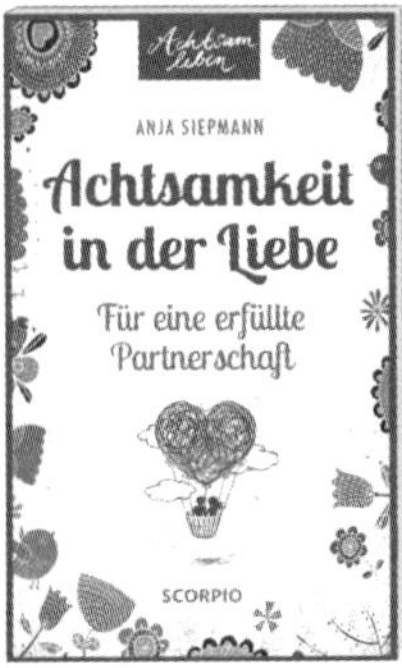

ISBN 978-3-95803-095-4

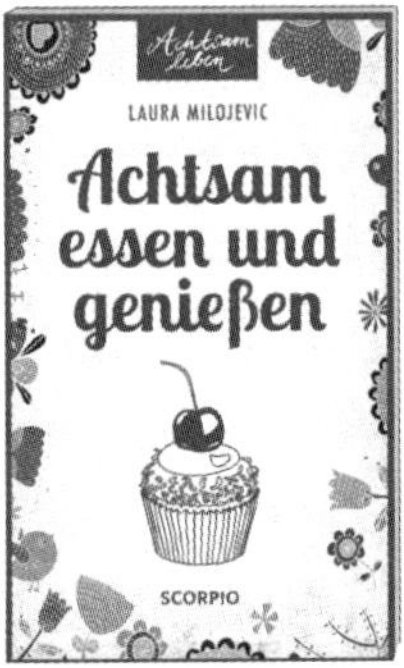

ISBN 978-3-95803-047-3